LOUSHI RUYONG JIYAO

名老中医药专家经典文库 ■

楼氏乳痈辑要

LOUSHI RUYONG JIYAO

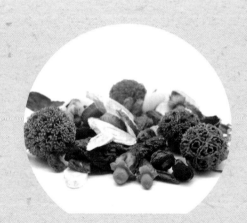

华中科技大学出版社
http://www.hustp.com
中国·武汉

内 容 简 介

名老中医治疗重大疾病的学术思想与临证经验是当前中医药学术研究的重要内容。楼丽华教授（楼氏）是第五批全国老中医药专家学术经验继承工作指导老师，在全国亦有相当大的知名度。楼氏采用温通法治疗乳痈在业内一直广为称颂，现楼氏将其范围进一步扩大，包括了乳痈、不乳儿乳痈、乳岩炎性样变等。

本书通过对师古传承和创新开今两个方向的研究，体现了楼氏独到的学术思想、辨证施治特点和显著的临床疗效，总结和传承了名医的临证真谛，具有较高学术价值，值得相关专业人员、研究人员、医学爱好者阅读。

图书在版编目（CIP）数据

楼氏乳痈辑要/赵虹，沃立科主编. —武汉：华中科技大学出版社，2017.6
ISBN 978-7-5680-2566-9

Ⅰ.①楼…　Ⅱ.①赵…　②沃…　Ⅲ.①乳房疾病-中医治疗法　Ⅳ.①R271.44

中国版本图书馆 CIP 数据核字（2017）第 034003 号

楼氏乳痈辑要
Loushi Ruyong Jiyao

赵　虹　沃立科　主编

策划编辑：周　琳
责任编辑：汪飒婷
封面设计：原色设计
责任校对：张会军
责任监印：周治超
出版发行：华中科技大学出版社（中国·武汉）　　　电话：（027）81321913
　　　　　武汉市东湖新技术开发区华工科技园　　　邮编：430223
录　　排：华中科技大学惠友文印中心
印　　刷：湖北新华印务有限公司
开　　本：787mm×1092mm　1/16
印　　张：10.5
字　　数：220 千字
版　　次：2017 年 6 月第 1 版第 1 次印刷
定　　价：88.00 元

主审楼丽华简介

楼丽华　博士生导师、主任医师,第五批全国老中医药专家学术经验继承工作指导老师,浙江省级名中医,浙江省中医院乳腺病中心创始人。

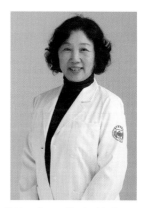

1976 年毕业于黑龙江中医药大学(原黑龙江中医学院)医疗系,1985 年创建浙江省中医院乳腺病中心,并将其带入省级、国家级"十五""十一五""十二五"重点专科建设项目之列,并任学科带头人,1990 年—1991 年作为访问学者赴奥地利格拉茨大学医学院临床医学研究所进修,师从著名专家 Dr. Holasek,1993 年—1999 年任浙江省中医院乳腺病建设基地学科带头人,1999 年起,历任浙江省中医院中医外科主任、浙江省中医院乳腺病中心主任、浙江中医药大学中医外科教研室主任、国家中医药管理局乳腺病重点专科专病建设基地学科带头人、全国中医乳腺病专业委员会副主任委员、中华中医药学会外科专业委员会常务委员、中华中医药学会乳腺病分会专业委员会副主任委员、浙江省中医外科专业委员会主任委员、全国名老中医药专家传承工作室指导老师。

楼丽华教授(楼氏)在四十余年的临床工作中,创建一个科室,提出一个观点(温通治痈),贡献八张处方,创新两项技术(乳房脓肿免切排和感染切口 Ⅰ 期缝合技术),研制一个院内制剂,撰写了国家中医药管理局首批发布的 22 个专业 95 个病种中医诊疗方案和 22 个专业 95 个病种中医临床路径中乳痈的诊疗方案和临床路径,其中急性乳腺炎临床路径和诊疗方案为国家标准。撰写浙江省单病种诊疗规范中的急性乳腺炎、乳腺癌、乳腺增生病、乳腺多发性囊肿、乳腺多发性纤维瘤和男性乳房异常发育症六个乳腺病病种的中医诊疗方案。

楼氏主编的《乳病珍本集腋》收集了自古以来对乳房生理病理、病因病机及治疗方药的所有阐述,为国内首部历代乳腺病专科内容集锦,对现今乳腺病找觅资料有极大价值,谓集外疡、妇科各代各家之学术言论,汇集为大成之作。参编《外科临床实习手册》《乳腺病研究新进展》《妇女病的中医保健》等三部书。其研究成果"乳腺增生病中医辨证规范与疗效评价的研究"获浙江省中医药科技进步一等奖,浙江省科学技术进步二等奖(省部级);"乳腺康治疗乳腺增生病的临床和实验研究"获浙江省政府科技进步优秀奖和浙江省中医药管理局科技进步二等奖;主持浙江省自然科学基金项目两项"乳腺增生病不同证型治疗前后生物学基础的研究""不同证型乳腺增生组织标志性蛋白质研究",并承担浙江省中医药管理局重大项目。

楼氏潜心于中医药对乳腺病的临床与科研,独创"四辨识病,温通治痈,三机调增,扶正抗癌"的学术思想,对乳腺病的诊断及治疗进行指导。以八个协定方和研发院内制剂为抓手,不仅擅长乳房各类常见病、多发病、疑难病的中西医结合治疗,对乳腺癌的早期诊断与治疗、乳腺癌放化疗及其术后康复治疗具有很高的造诣,以"四辨"理论为基础,将辨病、辨证、辨体、辨因四者有机结合,并各有侧重。依据患者体质和致病原因,选择合适的治疗方案与手段,方药随证、随病化裁变换。首开"温通治痈"之先河,首次提出乳痈及浆细胞性乳腺炎、肉芽肿性乳腺炎的"标阳本阴"的新证型和"温通法"治疗乳痈的新思路新治法,使急性乳腺炎患者数剂而愈,乳房脓肿患者免受手术之苦,进一步发展了中医理论,为当今"温通派"的代表人物。对难治性浆细胞性乳腺炎及肉芽肿性乳腺炎的治疗也具有独到之处,充分发挥中医药的特色和优势,开展了中医药结合穿刺抽脓治疗乳房脓肿的临床新技术,突破传统手术观念,改切开排脓术为穿刺抽脓术,兼顾了临床疗效与乳房美观,疗效卓越,得到行内广泛认可。楼氏认为乳癖由肝郁气滞、痰凝血瘀、冲任失调三机合而为病,治疗中兼顾三种病机并侧重加减用药。对于肿瘤患者,楼氏认为扶益正气为第一要务,应时时顾护脾胃。楼氏制订了乳腺一~八号协定方及研发院内制剂复方仙灵脾消癥颗粒,疗效显著。开展中医非药物疗法如中药加穿刺抽吸后充气治疗乳腺囊肿、穴位埋线加穴位水注射法治疗乳腺增生病及中药冲洗治疗乳腺导管扩张症,以及中药外敷治疗哺乳期及非哺乳期乳腺炎、乳腺增生病等各类乳腺疾病,开展极具中医特色和优势的针对乳腺病患者的冬令进补膏方。

主 编 简 介

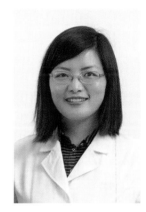

赵虹 医学博士,副主任中医师,副教授。中华中医药学会外科专业委员会青年委员,中华中医药学会乳腺病分会专业委员会委员,浙江省中医药学会外科分会委员,浙江省中西医结合学会乳腺病专业委员会委员。从事中西医结合防治乳腺病工作10余年,师承国家级名中医楼丽华教授,任全国名老中医药专家楼丽华传承工作室负责人、第五批全国老中医药专家学术经验继承人,2013年—2014年作为公派学者至美国加州大学洛杉矶分校乳腺病中心学习进修1年,擅长中西医结合防治各期乳腺癌、急性乳腺炎、浆细胞性乳腺炎、男性乳房异常发育症以及以乳头溢血、溢液为表现的疾病等各类乳腺常见病、多发病,尤其对青少年多发性纤维腺瘤、初产妇急性乳腺炎、乳腺增生病、乳腺癌的中医药治疗、饮食调理、防变措施有独到的见解,长期从事乳腺癌等乳房疾病的各种常规手术、麦默通微创手术、乳腺纤维导管镜检查等各类特殊检查。主持省级基金项目1项,参与省部级课题多项,获科研奖项多项,其中包括浙江省政府科技进步奖二等奖1项;已在国际和国内学术期刊上发表论文10余篇,参与编写专著3部,其中任副主编2部。

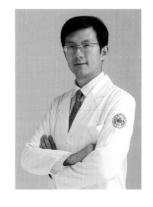

沃立科 中西医结合临床博士,2001年毕业于浙江中医药大学,系统学习和掌握中医基础理论和辨证论治方法。熟读"四大经典",对外科三大流派有较深的理解。临床上耳濡目染,深受楼丽华教授的影响和教诲,2012年成为全国名老中医药专家楼丽华传承工作室成员和学术继承人,久沐甘霖,润物无声,长期系统地跟随楼丽华教授学习乳腺疾病的诊断和治疗,深得楼丽华教授亲传。专攻乳腺癌、急性乳腺炎、浆细胞性乳腺炎、肉芽肿性乳腺炎、乳腺增生病等乳腺各类常见病、多发病及疑难杂症的中医药治疗。

现任浙江省中医外科学会青年委员,发表学术论文10余篇,其中SCI收录4篇,主持省部级课题1项,厅局级课题1项,获得浙江省科技进步二等奖1项和浙江省中医药科技进步一等奖1项,主编著作1部,参编著作1部。

乳 汁 特 点

高秉钧：况乳本血化，不能漏泄，遂结实肿，乳性清寒，又加凉药，则肿硬者难溃脓，溃脓者难收口矣。

——《疡科心得集·辨乳痈乳疽论》

乳性本清冷，勿用寒凉药。

——《外科冯氏锦囊秘录精义》

杨清叟：初发之时，切不宜用凉药冰之。盖乳者，血化所成不能漏泄，遂结实肿核。其性清寒，若为冷药一冰，凝结不散，积久而外血不能化乳者，方作热痛，蒸逼乳核而成脓。其苦异常，必烂尽而后已。

——《仙传外科集验方》

产 妇 特 点

产后汗多变痉，因气血亏损，肉理不密，风邪所乘。

——《妇人大全良方》

产后气血俱去，诚多虚证。

——《景岳全书·妇人规》

治 疗 特 点

若治乳从一气字著笔，无论虚实新久，温凉攻补，各方之中，挟理气疏络之品，使其乳络疏通。气为血之帅，气行则血行……自然壅者易通，郁者易达，结者易散，坚者易软。

——《外证医案汇编·乳胁腋肋部》

王洪绪：世人但知一概清火而解毒，殊不知毒即是寒，解寒而毒自化，清火而毒愈凝。然毒之化必由脓，脓之来必由气血，气血之化，必由温也，岂可凉乎。

——《外科证治全生集·痈疽总论》

"产前一盆火，产后一块冰"，治疗上宜宗"产前宜凉，产后宜温"的治疗大法。

英文缩略词表

英文缩写	英文全称	中文名称
PCM	plasma cell mastitis	浆细胞性乳腺炎
MDE	mammary duct ectasia	乳腺导管扩张症
GM	granulomatous mastitis	肉芽肿性乳腺炎
IBC	inflammatory breast cancer	炎性乳腺癌
FSH	follicle-stimulating hormone	卵泡刺激素
PRL	prolactin	催乳素
LH	luteinizing hormone	黄体生成素
E_2	estradiol	雌二醇
PT	progestogen	孕激素
TTE	testosterone	睾酮
WBC	white blood cell	白细胞
NEC	neutrophilic granulocyte	中性粒细胞
NE%	percentage of neutrophil	中性粒细胞百分比
CRP	C-reactive protein	C 反应蛋白
ESR	erythrocyte sedimentation rate	红细胞沉降率（血沉）
LYM%	percentage of lymphocyte	淋巴细胞百分比
ER	estrogen receptor	雌激素受体

中医药治疗重大疾病、常见疾病的研究是当前中医药学术研究的核心内容，而名老中医治疗重大疾病的学术思想与临证经验则是其中的关键要素。楼丽华教授（楼氏）是浙江省级名中医，在全国亦有相当大的知名度。楼氏在炎性乳腺病的研究和临床方面独树一帜，采用温通法治疗乳痈在业内一直广为称颂。现楼氏将温通法治疗乳痈的范围进一步扩大，包括了乳痈、不乳儿乳痈、乳岩炎性样变等。我们在前期工作中进行了大量的临床实验等初步研究，制订了浙江省中医单病种诊疗规范《乳痈诊疗规范》，完成了中华人民共和国国家中医药管理局（简称"国家中医药管理局"）《乳痈成脓期的中医临床路径》《乳痈诊疗方案》，编写了《乳痈诊治方案专家共识意见》，由中华中医药学会乳腺病防治协作工作委员会颁布，作为行业标准进行推广应用。本书旨在进一步对楼氏学术思想进行总结探讨，通过研究这些临床数据、验案和学术思想，深刻领悟楼氏独到的学术思想和辨证施治特点，更好地进行撷菁传承与创新发展。

本书采用文献整理方法，探析古代与现代医家对三类炎性乳腺病的不同认识，提出楼氏独特的学术思想；通过整理楼氏温通法治疗炎性乳腺病的研究历程，学习名医"在实践中出真知"的精神，从理论到实践，并从实践中创造出新的理论；通过收集近 10 年 500余例浙江省中医院乳腺病中心门诊、病房收治的炎性乳腺病患者，分别分析其临床症状、体征及血常规、CRP、血清性激素、ESR、T 细胞亚群的变化及临床疗效观察，再次验证温通法的科学性及有效性。本书将以回顾性与前瞻性研究相结合的方式，通过评点、解析验案的方法，将中医理论与临床实践相结合，揭示楼氏治疗炎性乳腺病的辨证要领及治法特征。

古今大部分医家认为炎性乳腺病属气滞热壅证，楼氏首创性提出炎性乳腺病本质属标阳本阴证。本书通过对 500 余例炎性乳腺病病例进行分析，并结合中医理论和多年临床的研究历程，总结了用温通法结合脓肿穿刺治疗该类乳腺病的卓著疗效，初步探究了其标阳本阴证的本质；通过验案举隅，进一步分析证实温通法治疗标阳本阴证炎性乳腺病的显著效果,总结和传承楼氏具有鲜明特色的学术思想。

经多年临床观察和详尽数据分析,温通法治疗炎性乳腺病疗效显著,值得临床推广应用。楼氏提出的炎性乳腺病脓肿穿刺治疗法在临床切实可行。楼氏提出的标阳本阴证符合炎性乳腺病的特点及机理,我们需不断总结、提高,更好地传承、领会名医临证真谛。

本书中方剂组成尽量与原方保持一致,但需关注国家重点保护野生药材(如穿山甲等)的应用,此类药物在临床应用中应灵活处理,不可照搬照抄原方。

Contents 目 录

上篇 师古传承

下篇 创新开今

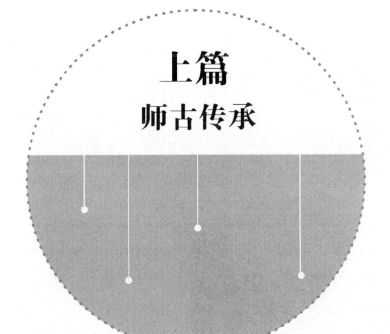

上篇
师古传承

第一章　乳痈（急性乳腺炎）

第一节　概论

乳痈，即急性乳腺炎，是由热毒入侵乳房而引起的急性化脓性疾病。常发生于产后哺乳期妇女，绝大多数发生于产后 3～4 周。该病既影响产妇健康，又有碍母乳喂养，严重者可并发脓毒败血症，甚则危及生命。

中医治疗急性乳腺炎，大都主张以寒凉为主，多用清热解毒之品。楼氏在乳痈的临床和实验研究方面，采用温通法配合穿刺抽脓治疗乳痈疗效较佳，在业内较为称颂。楼氏设计了实验性感染动物试验，拟定了乳痈临床病例采集表和 Lou's 乳痈疗效评价量化积分表，运用德尔菲法初步制订乳痈临床最佳诊疗方案，制订了乳痈的中医、中西医单病种管理规范。本书通过文献整理的方法，对比了古今中医学对乳痈的认识与治疗方法，总结了楼氏 30 余年来的临证经验及 10 余年来对乳痈所进行的科学研究；并扩大观察 348 例患者治疗前后临床体征、血常规、ESR 等检查结果，以及对脓液培养、乳汁培养进行分析，再次验证乳痈临床病例采集表和 Lou's 乳痈疗效评价量化积分表的科学性，提出了乳痈标阳本阴证的理念，揭示温通法治疗乳痈临床显著疗效的机理。

第二节　文献研究

本病发生在哺乳期，名"外吹乳痈"；发生在妊娠期，名"内吹乳痈"。历代文献中还有称本病为"妒乳""吹奶""吹乳""乳毒"等。

（一）古代中医对乳痈的认识

1. 病名

1）先秦至唐朝

乳痈之名最早见于晋·皇甫谧《针灸甲乙经》，载有"乳痈有热，三里主之"，首次提出用针灸法治疗乳痈。

晋·王叔和《脉经·卷第二·平人迎神门气口前后脉第二·胃实》曰：右手关上脉阳实者，足阳明经也。病苦腹中坚痛而热，汗不出，如温疟，唇口干，善哕，乳痈，缺盆腋下肿痛。其中阐述了乳痈之脉症。晋·陈延之《小品方·卷二·妇人门（下）·疗妇人妒乳方》首次出现"妒乳"之名。晋·刘涓子撰、南北朝·龚庆宣编《刘涓子鬼遗方·卷三》曰：治发背、发乳，四体有痈疽，虚热大渴，生地黄汤方。其中始称发乳。

隋·巢元方《诸病源候论·乳痈候》曰："养生方云：热食汁出，露乳伤风，喜发乳肿，名吹乳，因喜作痈。"名之吹乳。

唐·孙思邈《千金翼方》《备急千金要方》，唐·王焘《外台秘要》中所记载未提出新别名。

2）宋至金元时期

宋·窦汉卿《疮疡全书·乳病证治》曰：外吹乳者，小儿吮乳吹风在内故也。内吹乳者，女人腹中有孕，其胎儿转动吹风在外故也。煎药中须用保胎之剂，以治乳发之药同治之。其中名之吹乳。宋·陈自明《妇人大全良方·卷之二十三·产后吹奶方论第十三》曰：夫产后吹奶者，因儿吃奶之次，儿忽自睡，呼气不通，乳不时泄，蓄积在内，遂成肿硬。壅闭乳道，津液不通，腐结疼痛；亦有不痒不痛，肿硬如石，名曰吹奶。其中名之吹奶。《妇人大全良方·卷之二十三·产后妒乳方论第十四》曰：吹奶、妒乳、乳痈，其实则一，只分轻重而已。轻则为吹奶、妒乳，重则为痈。虽有专门，不可不录。吹奶、妒乳、乳痈，其实是同一种病，只是病情轻重不同而已。宋·东轩居士《卫济宝书》，宋·陈无择《三因极一病证方论》，宋·王怀隐等《太平圣惠方》等都以乳痈名之。

元·朱震亨（朱丹溪）《丹溪治法心要·乳痈》曰：治吹奶，金银花、天荞麦、紫葛藤，各等分，右以醋煎洗，或以金银花一味亦可……妇人产后患乳痈。元·危亦林《世医得效方》亦名之乳痈、吹乳。

3）明清时期

明·陈实功《外科正宗·卷七·乳痈乳岩论第三十三》曰：初起红赤肿痛，身微寒热，无头眩，无口干，微痛者顺；已成焮肿发热，疼痛有时，一囊结肿，不侵别囊者轻；已溃脓黄而稠，肿消疼痛渐止，四边作痒，生肌者顺；溃后脓水自止，肿痛自消，新肉易生，脓口易合者顺。初起一乳通肿，木痛不红，寒热心烦，呕吐不食者逆；已成不热不红，坚硬如石，口干不眠，胸痞食少者逆；已溃无脓，正头腐烂，肿势愈高，痛势愈盛，流血者死；溃后肉色紫黑，痛苦连心，呃气日深，形体日削者死。其中描述乳痈不同时期的症状表现以及预后。

明·申斗垣《外科启玄》曰:乳肿最大者曰乳发,次曰乳痈,初发即有头曰乳疽,令人憎寒壮热恶心是也。明·王肯堂《证治准绳·卷之三十九·人集·妇人规(下)·乳病类·吹乳妒乳(六四)》曰:产后吹乳,因儿饮乳,为口气所吹,致令乳汁不通,壅结肿痛,不急治之,多成痈肿。产后妒乳,因无儿饮乳,或儿未能饮,余乳蓄结作胀,或妇人血气方盛,乳房作胀,以致肿痛,憎寒发热,不吮通之,必致成痈。明·缪希雍《先醒斋医学广笔记·肿毒》中有乳癖乳痈方。明·万全《万氏妇人科·治乳肿硬方·末卷》曰:产后诸症悉属虚,惟乳肿硬发热,则暂宜疏滞。产后乳肿硬亦名之乳痈。

清·王维德(王洪绪)《外科证治全生集·乳痈治法》曰:妇人被儿鼻风吹入乳孔,以致闭结,名曰妒乳。内生一块,红肿作痛者,大而言痈,小而言疖。清·陈士铎《洞天奥旨·乳痈》曰:乳肿最大者,名曰"乳发";肿而小者,名曰"乳痈";初发之时,即有疮状,名曰"乳疽"。以上三症,皆令人憎寒壮热,恶心作呕者也。受孕未产而肿痛者,名曰"乳吹";已产儿而乳肿痛者,名曰"奶吹"。对不同病名作了解释。

2. 病因病机

1) 外感六淫

外感六淫是产生乳痈的主要病因。产妇体虚汗出受风或露胸乳子,感受风邪;或乳儿含乳而睡,口气燺热,热入母乳;或平素劳伤气血,阳明经弱,风寒外邪客于阳明,均可使乳络郁滞不通,外邪与血搏结,蕴结化热,肉败为脓。

宋·陈自明所著《妇人大全良方》曰:产后吹奶者,因儿吃奶之次,儿忽自睡,呼气不通,乳不时泄,蓄积在内,遂成肿硬。

明·周文采《外科集验方·乳痈论》曰:夫乳痈者,内攻毒气,外感风邪,灌于血脉之间,发在乳房之内,渐成肿硬,血凝气滞或乳汁宿留,久而不散结成痈疽。

清·许克昌《外科证治全书》曰:吹乳者,所乳之子,口气燺热,含乳而睡,热气鼻风吹入乳孔,气逆乳凝,遂致结肿。乳子含乳而睡,而此时乳汁正出而不得出,势必瘀滞。

2) 内伤七情

妇人的产后调息在乳痈的过程中也非常重要。情绪的因素占有很重要的地位。暴怒忧郁,肝郁气滞,可结痈肿。《普济方·妇人诸疾门·乳痈附论》曰:产后发乳痈者,此乳道蓄积不去,因气逆而结成也。清·冯兆张《外科冯氏锦囊秘录精义》中论述较详,"乳子之母,不知调养,怒忿所逆,郁闷所遏,厚味炙煿所酿,以致厥阴之气不行,故窍不得通,而汁不得出,阳明之血热沸腾,故热盛而化脓;亦有所乳之子,膈有滞痰,口气燺热,含乳而睡,热气所吹,遂生结核。于初起时,便须忍痛,揉吮令通,自可消散,失此不治,必成痈疖。"

3) 不内外因

不内外因有饮食因素、起居不节、环境因素等。乳痈多因妇人新产,气血暴伤,肝失所养,疏泄不畅,或暴怒忧郁,肝郁气滞,以及产后妄用膏粱厚味进补,运化失司,湿热蕴结,积聚而成痈肿。

隋·巢元方《诸病源候论·卷四十·妇人杂病诸候四》认为本病可由"劳伤血气,其脉虚,腠理虚,寒客于经络,寒搏于血,则血涩不通。其气又归之,气积不散,故结聚成痈……亦有因乳汁蓄结,与血相搏,蕴积生热,结聚而成乳痈"。

元·朱丹溪《丹溪治法心要·乳痈》曰:乳房,阳明所经。乳头,厥阴所属。乳子之母或厚味,或忿怒,以致气不流行,而窍不得通,汁不得出,阳明之血,热而化脓。

3. 治疗

对于本病的治疗,晋·葛洪《肘后备急方》曰:凡乳汁不得泄,内结名妒乳,乃急于痈。提出乳汁郁滞引起乳痈,其采用蒲公英生捣外敷和煎汤内服的经验方为后世医家所沿用。

南北朝·龚庆宣《刘涓子鬼遗方》中记载了多个治乳痈方。

唐·孙思邈《备急千金要方》记载:宜令极熟。候手按之随手即起者,疮熟也,须针之。针法要得著脓,以意消息。指出乳痈须脓熟方针刺排脓,并具体说明判断脓熟的方法。

元·朱丹溪《丹溪心法·卷五》提出治疗当"疏厥阴之滞,以青皮清阳明之热,细研石膏,行污浊之血,以生甘草之节,消肿导毒,以瓜蒌子,或加没药、青橘叶、皂角刺、金银花、当归,或汤或散,或加减,随意消息,然须以少酒佐之"。

诸医家对本病的病因病机、治法方药等均有所发挥,可见当时医家对乳痈的治疗已开始形成基本的理法方药。

元代医家在总结前人经验的基础上,对乳痈的辨证论治较为详细。元·杨清叟《仙传外科集验方》对乳痈的治疗宜忌有详细论述,认为乳痈"初发之时,切不宜用凉药冰之,盖乳者,血化所成不能漏泄,遂结实肿核,其性清寒",但用"南星、姜汁酒二药调匀敷,即可内消",否则"若为冷药一冰,凝结不散,积久而外血不能化乳者,方作热痛,蒸逼乳核而成脓。其苦异常,必烂尽而后已"。第一次明确提出乳痈之治,不可妄用凉药,否则可能会造成"凝结不散"的局面。

清代医家对乳痈的病因病机、证治的认识与历代医家基本一致,但是论述更为全面,方药也更加丰富。清·王洪绪《外科证治全生集》补充了乳痈的治疗:以紫河车草、浙贝各三钱为末,黄糖拌陈酒服,醉盖取汗。或用炒白芷、乳香、没药各制净,浙贝、归身等分为末,每服五钱酒送。专治乳痈乳疖,一服全消。如溃,以醒消丸,酒送一服,以止其痛,外贴洞天膏自愈。如患色白者,应以流注法治。倘溃烂不堪者,以洞天救苦丹,按法与服。七日后,接以大枣丸,日服收功。

(二)近代以来中医学对乳痈(急性乳腺炎)的认识

1. 病名

急性乳腺炎是乳腺的急性化脓性感染,本病多发生于产后哺乳期妇女,尤以初产妇更为多见,往往发生在产后3~4周。

2. 病因病机

各代医家对乳痈病因病机的论述独特、精辟,经历了历代无数医家的临床实践和研究,将丰富的临床实践经验总结为较全面而系统的理论。概括其病因病机主要有如下三个方面。

(1)乳汁瘀积　乳痈的发生,常因初产妇乳头破裂,或乳头畸形、内陷影响哺乳,或哺乳方法不当,或乳汁多而少饮,或断乳不当等原因导致乳汁瘀积,与气血相搏,蕴积生热,热盛肉腐,成脓成痈。

(2)感受外邪　外感六淫是产生乳痈的主要病因。产妇体虚汗出受风或露胸乳子,感受风邪;或乳儿含乳而睡,口气焮热,热入母乳;或平素劳伤气血,阳明经弱,风寒外邪客于阳明,均可使乳络郁滞不通,外邪与血搏结,蕴结化热,肉败为脓。

(3)肝郁胃热　乳头属足厥阴肝经,肝主疏泄,能调节乳汁的分泌。乳房属足阳明胃经,乳汁为气血所化,源于脾胃。妇人或因情志内伤,肝气不舒,厥阴之气不行而失于疏泄,以致乳汁蓄积,日久化热酿脓,胃热壅滞,经络阻塞,气血凝滞,邪热蕴结而成肿块,郁久,热盛肉腐而成脓,发为乳痈。

本病西医病因病理如下。

(1)乳汁瘀积　由于乳头发育不良不利于哺乳、乳汁质地稠厚难以排出或乳管不通、乳汁量过多或婴儿吸乳少,或因初产妇授乳经验不足,不能使乳汁得以充分排空造成乳汁瘀积。乳汁瘀积,局部形成肿块,乳管扩张,有利于入侵细菌的生长繁殖,是产生急性乳腺炎的重要原因。而乳汁又是细菌良好的培养基,更有利于细菌的生长繁殖。

(2)细菌入侵　本病的主要致病菌为金黄色葡萄球菌,其次是链球菌及大肠杆菌等。细菌通过乳头皮肤的破损处或乳腺导管开口入侵。急性乳腺炎主要发生在初产妇中,在婴儿吮吸乳头时,常有不同程度的皲裂、糜烂或细小溃疡,细菌可经此入口沿淋巴管扩散到乳腺实质,形成感染病灶。其感染途径为直接感染、沿淋巴管蔓延,或为产后其他部位感染的并发症。

(3)急性乳腺炎的基本病理变化　初期为单纯性卡他性炎症,进而发生乳房的蜂窝织炎,出现红、肿、热、痛,最后形成乳房脓肿,大量组织分解、坏死形成不同部位的脓肿。镜下观察有明显乳管炎或间质炎性变化,有大量的白细胞、淋巴细胞、浆细胞和组织细胞的炎性浸润。

3. 辨证分型与治疗

目前国内中医界对急性乳腺炎辨证分型没有统一标准,现行疾病的中医辨证分型大多基于专家经验或直观观察,较多用的辨证分型有气滞热壅证、热毒炽盛证、正虚毒恋证、标阳本阴证四个证型。分为郁滞期、成脓期、溃后期三个时期。

张梦依分四期论治乳痈,先用外治挤乳法,继而根据乳痈初起未成脓期、成脓期、溃后期等症状不同,施用不同的治法和方药。顾伯华对急性乳腺炎的论治重"通法",治痈多用古方瓜蒌牛蒡汤,应用此方时领会其意,而不拘泥其方。罗文杰分三期论治乳痈:初期证治——清热解毒,通络消结;中期证治——解毒化痈,提腐排脓;后期论治——气血双补,去腐生肌。

急性乳腺炎的治疗方法多种多样,概括起来有中医内治、中医外治、内外合治、中西医结合治疗和其他治疗(包括饮食疗法、鼻塞疗法、封闭疗法、穴位注射疗法、拔罐疗法、激光疗法、中药熏蒸疗法等)。其他疗法多不作为首选,或多不单独使用,本书不进行详细的记述。

1)中医内治

现代医家对急性乳腺炎的病因、病机、病性、治法等有不同的看法,因此选择了不同的内服方药,但都获得了较为满意的疗效。

楼氏运用阳和汤治疗急性乳腺炎,认为应以温阳通络为主,配以消痈散瘀,不可妄用寒凉之剂。郭氏运用瓜蒌牛蒡汤加减治疗急性乳腺炎郁滞期38例。文氏认为乳痈的发生,因肝郁胃热所致,故以瓜蒌柴胡汤为基础方治疗急性乳腺炎。杨氏认为肝郁气滞、阳明胃热为乳痈发病之因,乳汁瘀积是病机关键,拟定了疏肝通乳方。

2)其中外治

中医外治法在乳痈的治疗中亦扮演重要角色。乳痈乃因妇人乳络不通,乳汁郁积,成脓化热而成,故郁滞期乳痈遵循中医"既病防变"的治疗原则,及时施以治疗,采用热敷按摩疏通乳管,或用中药外敷,均能取得良好的效果。

①中药外敷:樊其秀等将仙人掌外敷用于治疗急性乳腺炎与消炎止痛膏外敷患处对比差异有显著性。②推拿按摩:推拿疗法是疏通乳络最简单、最快捷、最经济有效的治疗方法。推拿疗法直达病所,使乳汁运行无阻,得而下之。张长玲将推拿方法应用在急性乳腺炎中。崔瑞芳以按摩治疗急性乳腺炎。③针灸疗法:周氏对50例确诊急性乳腺炎患者运用体针泻法治疗。李兰荣以腕踝针为主治疗急性乳腺炎。

3)内外合治

刘凤琳运用微波与揉抓排乳法配合内服中药治疗急性乳腺炎。安礼等运用解郁消痈汤内服,并配合冰硝散外敷治疗急性乳腺炎。

4)中西医结合治疗

中西医结合治疗大大提高了急性乳腺炎的治愈率,容易被患者接受,避免药物治疗带来的对哺乳婴幼儿的不良反应,保护妇女儿童身心健康。章康伟、陈桂铭等做了大量临床对照研究,结果表明中西医结合治疗组疗效明显优于单纯西药治疗组。

4. 小结

上海顾伯华先生及其父顾筱岩先生,对疮疡初起"贵乎早治,以消为贵"的观点,尤多心得,曾说:治疡之要,贵乎早治,未成者必求其消,治之于早,虽有大证,也有消散于无形。在消法的运用上颇有创见发扬。其后上海名医(如陆德铭、唐汉钧等)均在此基础上有创见阐发。近年,随着对清热解毒法治疗急性乳腺炎局限性的不断认识,温通法对急性乳腺炎治疗的研究逐步取得公认。楼氏提出温通法是以温阳、通阳之法而达温散、温消、温通目的的治疗方法。"温"能散寒，寒去则血脉自通；"通"能荡涤瘀乳，使败乳、毒热排出。疏表邪以通卫气，通乳络以去积乳，和营血以散瘀滞，行气滞以消气结，通腑实以泄胃热，均属于"通"的具体运用。在不断倡导温通法治疗炎性乳腺病的同时，对温通法治疗急性乳腺炎做了大量的临床和基础研究，同时提出标阳本阴证的病机认识，得到业界推广与应用。

中医中药是个伟大的宝库。中医乳腺病学是一门年轻的科学，中医中药治疗乳腺疾病，尤其是治疗急性乳腺炎具有安全、有效、价廉等其他治疗方法不可比拟的优势。随着时代的发展，中医中药治疗急性乳腺炎的研究将不断深入，范围也将不断扩大。

第三节　楼氏温通法治疗乳痈的研究历程

楼氏为浙江省中医院乳腺病中心的创始人。在楼氏的领导下，浙江省中医院乳腺病中心经历了从无到有、从小变大、从弱变强的艰辛历程。浙江省中医院乳腺病中心1998年被评为省级重点学科，2002年被评为国家中医药管理局"十五"重点专病建设项目，2007年被评为国家中医药管理局"十一五"重点专科建设项目；为国家中医重点专科外科协作组副组长单位、全国乳痈专病协作组组长单位，承担了全国乳痈中医诊疗方案及中医临床路径的制订工作；是中华中医药学会外科专业委员会常务委员单位、中华中医药学会乳腺病防治协作工作委员会副主任委员单位、浙江省中医外科专业委员会副主任委员单位、浙江省抗癌协会乳腺癌专业委员会委员单位、浙江省抗癌协会肿瘤化疗专业委员会委员单位、国家药品临床研究基地，在国内外享有较高的知名度和影响力。楼氏从事专业30余年，提出了"四辨识病，温通治痈，三机调增，扶正抗癌"十六字的乳腺疾病诊疗原则。

回顾楼氏30多年来的研究历程，其始终坚持中医中药治疗乳痈这一方向，孜孜以求，不断地改进和优化治疗方案，以提高临床疗效。如今以温通法为主治疗乳痈的方法，正在逐步应用到所有炎性乳腺病的治疗中。现将楼氏对乳痈的研究历程进行回顾，以期总结提高，更加明确今后的研究方向。

（一）第一阶段（清通法治疗阶段，1976年—1980年）

楼氏在成立乳腺病中心门诊之初，对于炎性乳腺病，开展了以中医辨证论治为基础的治疗。针对乳痈不同的辨证分期，围绕乳痈局部结块、红肿热痛、并发全身恶寒发热等症状，治疗以清热解毒法为主。遵"以消为贵"为总治则，郁滞者以通为上，成脓者以排为要。方以清热解毒法的常用方剂瓜蒌牛蒡汤、牛黄消炎丸、全瓜蒌汤等，药用蒲公英、金银花、败酱草、仙人掌等苦寒清热药,以取其清热解毒之功。乳房脓肿形成以后,积极开展脓肿切排手术。由于当时科室刚刚起步,病源不多,用这种方法治疗的人数不多,前后5年时间治疗人数在200人次左右,有效率在80%左右。

但是这种治疗方式的弊端也逐渐显露。对于郁滞期的治疗,由于是在使用大剂量的抗生素(青霉素为主)基础上结合中医辨证论治,使患者和家属都心存顾虑,担心影响哺乳。而事实上回顾这种治疗的效果,也确属一般,且治疗后形成"冷性僵块"的比例高达22.3%。对于脓肿形成的患者,强调内外治联合、中西医并重。如果发现乳房积脓较多,就必须切开排脓、敞开愈合,这种手术不仅破坏了乳房的外观,对女性的生理和心理都造成了很大的影响,而且也延长了治疗时间,增加了治疗费用。

(二)第二阶段(温通法治疗阶段,1981年—1998年)

鉴于炎性乳腺病在传统治疗模式上的种种弊端,经历了清热解毒为主的辨证论治之后,楼氏开始探索对它的特殊治法。楼氏从中医古籍研究入手,结合临床实践,寻求突破口。

临床实践过程中很多妇女在分娩之后突发急性乳腺炎,虽然局部会有红、肿、热、痛,但是素体畏寒怕冷,诚如古语所云"产前一盆火,产后一块冰",治疗上宜宗"产前宜凉,产后宜温"的治疗大法。但是治疗之初,楼氏仍是比较犹豫,毕竟以"温热药"治疗"阳热证"是中医的大忌,此前并无先例,因此先向中医基础理论寻求帮助。

中医基础理论认为,女子以血为本,各种炎性乳腺病的病理产物如脓液、渗出液皆为气血所化,久则气随血耗、阳气不足,阳气不足则病不能愈,从而形成恶性循环。再者,《黄帝内经》认为,乳房阳明所司、乳头厥阴所司。就是说乳房病的发生大多与足阳明胃经、足厥阴肝经有关。《黄帝内经太素·任脉》中杨上善注道:手足厥阴少阳多气少血,以阳多阴少也。手足太阴阳明多血气,以阴阳俱多谷气故也。可见在生理状态下,两者都以"阳多"为主,在治疗上就应该从恢复其生理状态入手。而寒凉中药易伤脾胃,后天失养则气血不生,生化乏源,在产妇则乳汁不生,在非产妇则导致疾病迁延日久,故治疗宜温阳为妥。且王洪绪在《外科证治全生集·痈疽总论》指出:世人但知一概清火而解毒,殊不知毒即是寒,解寒而毒自化,清火而毒愈凝。然毒之化必由脓,脓之来必由气血,气血之化,必由温也,岂可凉乎。又高秉钧在《疡科心得集·辨乳痈乳疽论》云:况乳本血化,不能漏泄,遂结实肿,乳性清寒,又加凉药,则肿硬者难溃脓,溃脓者难收口矣。有了这些认识后,楼氏开始了温通法治疗乳痈的探索和尝试。

楼氏认为乳痈的病机是唯一的,就是"阳虚",采用温经通络的方法自当奏效,而且采用温通法还可去除病因,"通乳为先"。通乳络可以使乳汁、脓液、坏死物、分泌物排出乳房,起到治疗作用,在炎性乳腺病的治疗中特别重要。自此楼氏在治疗乳痈方面开始坚持使用以温通法为主的治疗,通过对王洪绪阳和汤的深入研究,创制了院内协定方"乳腺四号"的雏形并用于临床,取得了良好的临床效果。在将近20年的治疗过程中,伴随着科室的日益成熟,病员日益增多,初步统计治疗人数在 2000 人次左右,有效率提高到 100％,2 周治愈率在 93.6％,在同行中已获得初步认可。

随着疗效的提高,楼氏开始关注治疗中的难点。现代女性对乳房外形美观的要求不断提高,大刀阔斧的脓肿切排技术越来越受到抵触,而且费用也相应增高,发生各种并发症的可能性亦相对较高,开发无创或者微创的治疗方法成了研究的重点。

（三）第三阶段（温通法完善和小范围推广阶段,1999 年—2008 年）

伴随着温通法治疗乳痈技术的不断成熟和完善,楼氏正式创制了在阳和汤基础上加减化裁而形成的院内协定方"乳腺四号",并公开成方方剂组成,广泛应用于临床,将温通法治疗炎性乳腺病彻底贯彻到临床实践中。

所谓温通法就是指运用具有温阳化气、活血通络作用的药物以达到温经散寒、活血祛瘀、疏通脉络的目的来治疗临床病证的一种治法。从现代医学来看,这类药物大多具有改善微循环、增加毛细血管的通透性、缓解微循环障碍的作用;同时可改变血液流变学的性质,促进病灶周围炎症的吸收,还可促进药物有效成分的吸收并发挥作用。

楼氏首创温通法治疗炎性乳腺病,简便易行,执简驭繁。在具体的临床操作中,甚至可以做到辨病不辨证,执方治病往往就能够效如桴鼓,为本法的推广带来了诸多方便。在实施过程中突出的优点就在于使手术患者从本来的大手术变成小手术,从小手术变成不手术,不论是在经济方面还是在对患者造成的身心创伤方面都做到了最小化。

对于乳房脓肿,B 超提示有大量积脓,按照传统的治疗模式,必须切开排脓,并敞开换药直至愈合。楼氏运用温通法配合针吸抽脓治疗,使很多患者免于手术。即使少数患者最终仍需手术治疗,其手术切口也较之前大为缩小,而且可以做到切口的 I 期愈合。这样不仅保全了乳房的外观,而且也提高了今后的生活质量,深受患者的欢迎。该法独辟蹊径、独具匠心,因与同行治疗炎性乳腺病的方法迥然不同,一时难被所有同行接受。但是实践是检验真理的唯一标准,楼氏经过十多年反复、谨慎的临床实践,证明此法方便、有效。省内多家中医院和西医院纷纷派人前来进修学习此项技术。现今宁波、丽水、德清、桐乡、舟山等地的医院都已经广泛开展、运用温通法治疗乳痈,并取得了良好的成果,这为我们的合作项目及多中心的临床观察提供了良好的地域差别样本。

（四）第四阶段（温通法治疗乳痈基础研究和全面推广阶段,2008 年—2015 年）

虽然从一开始就注定温通法治疗炎性乳腺病道路崎岖,但是经过这几年的锤炼,诸如开展阳和汤治疗急性乳腺炎的临床与实验研究等课题的研究,温通法治疗炎性乳房疾病已渐成熟,并为人接受。"温通法治疗急性乳腺炎"曾获浙江省中医院新技术新项目三等奖。《乳腺病研究新进展》(上海中医药大学出版社,2004)一书也专门介绍了温通法治疗炎性乳房疾病。如今楼氏温通法治疗炎性乳腺病已在一定范围内获得了肯定和推广,许多进修医生,甚至在校学生,都能在很短的时间内掌握该法的具体运用,起到了很好的社会效益和经济效益。温通法治疗炎性乳腺病已在患者当中口口相传,每年有数百人次来院求诊。他们当中有来自全国各地的,也有从海外慕名而来的,如美国、英国、新加坡、日本等。尽管已取得一定成就,但是我们不得不面对一开始就回避掉的问题,即温通法治疗乳痈的机理何在、有没有更强有力的理论支持、还需要什么改进。因此楼氏带领的研究生团队在导师的指导下,进行了大量的临床与实验研究。

第二章　不乳儿乳痈（非哺乳期乳腺炎）

第一节　概论

非哺乳期乳腺炎常包含浆细胞性乳腺炎和肉芽肿性乳腺炎，有些病理难以鉴别，穿刺结果经常为慢性炎细胞浸润，故在本章统一论述。其相当于中医的"不乳儿乳痈"。

其中浆细胞性乳腺炎（plasma cell mastitis，PCM）又称乳腺导管扩张症（mammary duct ectasia，MDE），是以乳晕处集合管明显扩张、管周纤维化、炎性细胞特别是浆细胞浸润为特征的病变复杂而多样化的慢性良性非细菌性乳腺化脓性疾病，多在非哺乳期或非妊娠期发病，常伴有先天性乳头凹陷。因此命名为"不内外吹乳痈"或"不乳儿乳痈"，顾伯华等将本病命名为"粉刺性乳痈"。

肉芽肿性乳腺炎（granulomatous mastitis，GM）又称肉芽肿性小叶性乳腺炎（GLM）、哺乳后瘤样肉芽肿性乳腺炎、特发性肉芽肿性乳腺炎等，是指乳腺的非干酪样坏死局限于小叶的肉芽肿性病变，临床较少见。

不乳儿乳痈的治疗，当代医家在急性期有炎症表现时普遍采用针对性应用抗菌药物，甚至切开引流的方法，待炎症控制、肿块缩小时行手术治疗。中医主要采用辨证论治，并配合多种外治法治疗，尽可能缩小肿块，减少手术创伤。

楼氏认为，非哺乳期乳腺炎病位在里，属阴证，表面有阳证表现，仍属标阳本阴证，故应采用温通法配合穿刺抽脓治疗。楼氏设计了阳和汤加减治疗非哺乳期乳腺炎的临床疗效评价试验，制订了非哺乳期乳腺炎临床病例采集表和 Lou's 量化积分疗效评价标准，编纂了非哺乳期乳腺炎的中医、中西医单病种管理规范等。笔者通过文献整理、实验研究和临床观察，总结了楼氏 30 余年来有关非哺乳期乳腺炎的学术思想特点，验证了温通法治疗标阳本阴证非哺乳期乳腺炎的良好疗效。

第二节 文献研究

（一）古代中医对粉刺性乳痈的认识

关于乳房的疾病，早在《中藏经》中就有记载。由于古代医家认知的局限及医疗技术的限制，无法将乳腺疾病详细而系统地分类，因此在中医古代文献中对本病也无明确记载。根据其发病初期以乳房疼痛性肿块为主，中期肉腐成脓，后期破溃流脓渐成瘘管的临床特点，可将其归属于乳痈、乳漏的范畴。明·汪机《外科理例·卷四·乳痈·一百七十·附乳岩·无乳并男子乳痈》曰：夫乳者，有囊橐，有脓不针，则遍患诸囊矣。明·周文采《外科集验方·乳痈论》曰：夫乳痈者，内攻毒气，外感风邪，灌于血脉之间，发在乳房之内，渐成肿硬，血凝气滞或乳汁宿留，久而不散结成痈疽。清·祁坤《外科大成·卷二·乳发乳漏》曰：未成形者消之，已成形者托之，内有肿者针之，以免遍溃，诸囊为害，防损囊隔，致难收敛。清·邹岳《外科真诠·胸乳部·乳漏》："乳漏乳房烂孔，时流清水，久而不愈，甚则乳汁从孔流出""多因先患乳痈，耽延失治所致，亦有乳痈脓未透时，医者用针刺伤囊隔所致者"，治疗"宜内服托里散，外用八宝珍珠散盖膏，方可生肌收口而愈"。从以上古代文献中，很难鉴别浆细胞性乳腺炎和肉芽肿性乳腺炎。

综合古代文献分析，粉刺性乳痈多因饮食不节、情志不畅、乳汁瘀积、外感六淫邪毒、冲任失调而发，肝郁气滞、热毒凝结、气阴亏虚是其主要病机。

随着科学技术的发展，人类对该病的认识逐步深入，可以将本病纳入中医乳痈的范畴。

（二）当代中医对粉刺性乳痈的认识

1. 病名

顾伯华教授在国内首次报道，根据其临床表现而命名为"慢性复发性伴有乳头内缩的乳晕部瘘管"，并采用挂线和切开等方法治愈了一百多例，而且还独有见解地提出该病是由于乳腺管先天性异常、乳头内缩畸形所致的学术观点；顾伯华等著《实用中医外科学》，首次将本病收录，并命名为"粉刺性乳痈"。病名的繁多，反映了诸学者对疾病发展不同阶段的临床病理的认识。

2. 病因病机

中医学认为，造成粉刺性乳痈的原因不外乎两大类，即先天性因素和后天性因素。先天性因素主要为禀赋不足，乳头先天凹陷畸形；后天性因素主要与七情内伤、饮食失调、冲任失调、外感邪毒等有关。先天不足、乳头凹陷或畸形,致乳络不畅,气血瘀滞,结聚成块;七情内伤,肝郁气滞,营血不从,气郁化火,迫血妄行而见乳头衄血;乳络失疏,或饮食不节,湿浊内生,壅滞于胃,或肝气犯脾,运化失职,痰浊内阻,湿浊内蕴,久结成块,阻于乳络;冲任失调,气血运行不畅,乳络失和,湿浊内阻,日久成块;外感邪毒,湿热相蒸,热腐成脓,溃后成瘘。

3. 辨证论治与治疗

中医可在本病早期就积极介入,通过恰当的中医中药治疗可迅速控制病情。其方法多样,有以辨证论治为主者,有以外治为主者,有以内治为主配合外治者,亦有以外治为主配合内治者,疗效显著。不仅病程短,而且减少了不必要的乳房损伤,大大降低其复发率。

1)中医药辨证论治为主

温阳散结法:楼氏根据浆细胞性乳腺炎病程长、肿块大多皮色不变、漫肿、疼痛等一派寒痰凝滞证候,采用温阳散结法,用阳和汤辨证加减治疗本病。

泄肝清胃法:方秀兰认为木郁土壅、肝郁胃热是浆细胞性乳腺炎主要的发病机制,而乳头凹陷、肝络失于通畅是其发病的基本条件。故用泄肝清胃、通络散结法治之。

舒肝化瘀法:王季云则认为此病多属肝经气滞血瘀化热而成,治疗上采用舒肝化瘀、清热散结之法。方用柴胡疏肝散加减。

温阳消肿法:卞卫和等根据症状辨证发现本病往往无明显的热毒炽盛现象,即使在成痈期,也仅见局部皮肤潮红、肿块隐痛、身热不甚。因此治疗主张以温阳化痰、活血消肿为法,伴有热毒征象者,可适当加入清热解毒之品。用方亦以阳和汤加减。

2)中医药外治法为主

仇光平等取蟾蜍皮拔毒攻毒、消肿止痛之功,采用蟾蜍皮外敷治疗浆细胞性乳腺炎瘘管。本疗法治愈率高、复发率低、瘢痕小,能保持乳房外形,且就地取材、使用方便,值得一试。任晓梅等采用挂线疗法治疗乳晕部瘘管32例。对本病治疗,一般医家主张在瘘管口处切开引流,此法因未将乳晕部通向乳头的病变导管完全切开,愈后局部会留下明显瘢痕,乳头常因瘢痕牵缩而发生歪斜畸形,影响美观。而挂线疗法,以线代刀,不仅完全切开病变导管,使引流通畅,而且边切割边愈合,手术创伤小,无明显瘢痕,能保持原先乳头的外形,明显缩短疗程,大大提高患者的生活质量,具有明显优势。郦红英采用切开加去腐生肌法治疗浆细胞性乳腺炎,治愈率100%。此法组织损伤少、痛苦小、复发率低,能基本保持乳房外形。

3)中医药内治为主,辅以外治之法

周忠介采用中药内服配合手术疗法治疗98例浆细胞性乳腺炎,急性炎症期以清热消炎、化痰散瘀为主,证实了中医药综合治疗本病具有方法简便、患者痛苦少、疗程短、无复发的优点。鲁立宪认为浆细胞性乳腺炎的中医病机难以以偏概全,主张用中医药治疗本病,应辨证施治,分阶段用药,辅以外治。陆炯采用清热活血法治疗浆细胞性乳腺炎

16 例,治愈率 75％。刘文峰等针对 79 例浆细胞性乳腺炎患者,采用平消胶囊为主的药物治疗,同时辅以切开引流之法,结果总有效率为 89.8％。孙红君对乳晕部肿块、疼痛,或酿脓未熟的早、中期浆细胞性乳腺炎 19 例,予内服自拟消痈方,效果较佳。赵立娜等对 159 例浆细胞性乳腺炎进行回顾性分析总结,证明了中医药在治疗浆细胞性乳腺炎过程中能够缩小病灶,促进手术时机来临。但单纯中医药治疗可使浆细胞性乳腺炎暂时临床痊愈或者转成隐匿型,并不能根治此病,必须行根治性手术才是治愈浆细胞性乳腺炎的最终手段。

4) 中医药外治为主,刀药并举

唐汉钧治疗浆细胞性乳腺炎,主张在炎症期先控制炎症,后进行手术治疗,治疗全程均辅以中医中药。唐汉钧认为,本病 90％以上患者必将进展到脓肿期,若未经过有效治疗,大多转为瘘管期。故外治诸法的灵活组合使用是治愈本病的必要手段。目前常用的外治方法包括敷贴、药捻引流、纱条引流、切开、拖线、冲洗(滴灌)、垫棉绑缚及乳头矫形法等。吴雪卿、万华等使用浆乳方联合中医外治法治疗浆细胞性乳腺炎具有良好临床疗效,该法可缩短治疗时间,减少复发,更好保持乳房外形。李佩琴等以外治为主,内治为辅,治疗浆细胞性乳腺炎患者 35 例。红、肿、热、痛明显者,局部外敷金黄膏。脓成已熟,切开排脓,以五五丹纱条引流,每日换药,脓尽改用黄连纱条生肌收口。瘘管形成者采用切开法,搔刮、清除瘘管内腐烂组织,切除纤维化管壁,放置五五丹纱条,待腐肉脱落,仍以切开换药法治疗至痊愈,减少对乳房外形的破坏。阙华发等提出外科之法,最重外治,合理、及时的外治对浆细胞性乳腺炎具有重要的意义,其中主要是手术疗法及换药。手术疗法是彻底根治病灶的主要手段。程亦勤等总结 149 个浆细胞性乳腺炎住院病例时指出,多种手术方法配合使用是清除本病病灶的关键。赵莉萍等采用内外合治之法治疗浆细胞性乳腺炎 25 例。外敷万应膏(自制);肿块已溃或成瘘管时则充分切开、扩创直至正常组织,沿探针切开皮肤及乳头,切除导管管壁及瘘管,见创面新鲜渗血为止,提起乳头,松解及切断引起凹陷的肌纤维,逐层缝合乳头,使乳头突出,开放创面换药。内治以疏肝清热、活血消肿、温阳散结之法,效果较佳。顾乃强采用中医手术外治为主,辅以中药辨证分期治疗乳腺导管扩张症,病程或长或短,基本痊愈。戴海强分析其采用中西医结合手术治疗法治疗浆细胞性乳腺炎,术前术后应用活血化瘀、疏肝理气方剂及抗生素,发现外科手术仍是主要治疗手段,围手术期应用中药可缩小手术范围,降低术后复发率,预防窦道形成。徐晓洲总结其采用中西医结合方法治疗浆细胞性乳腺炎,均采用手术切除,发现此方法不仅疗效可靠,而且不损坏乳房外观。祝东升等总结其采用中西医结合方法治疗的浆细胞性乳腺炎,Ⅰ期愈合率达 96.08％,证实中医药在治疗浆细胞性乳腺炎过程中能够促进病灶缩小;认为手术为根治浆细胞性乳腺炎的最终手段,乳头下输乳管的切除是关键,对于复杂、迁延难愈的窦道、瘘管,可择期手术,达到Ⅰ期愈合治愈的目的,有效缩短病程,减小损伤。许娟等采用中西医结合方法治疗浆细胞性乳腺炎,局部皮肤发红疼痛者先用解毒散外敷治疗,炎症局部控制后,行手术切除局部肿块。此法证明中西医结合治疗浆细胞性乳腺炎简便有效。王志坚等分析其采用中西医结合方法分期治疗浆细胞性乳腺炎乳晕旁脓肿及瘘管 114 例，Ⅰ期愈合率92.98％，经随访 4 年内无复发。

4. 结论

随着医学的不断发展，各学派对非哺乳期乳腺炎的病名、病因、病机及现代化诊疗手段的认识不断深入。在辨证论治的基础上，强调分期治疗，未溃者偏重内治，已溃者偏重外治，根据实际情况选择具体治疗方法。但由于目前各医家对本病的认识不同，治疗方法多是经验之谈。为了能更有效地发挥中医药治疗特色，提高中医药疗效，使非哺乳期乳腺炎的中医药治疗更加系统化、规范化，尚需要各医家更多的临床经验总结和深入研究。

第三节　楼氏温通法治疗非哺乳期乳腺炎的经验总结

楼氏学贯中西，对非哺乳期乳腺炎的现代病名及病因治疗也分析得极为透彻。非哺乳期乳腺炎是一类复杂的难治性的炎性乳腺病，西医对非哺乳期乳腺炎的治疗目前没有统一的标准，普遍认为手术治疗是根治本病的唯一办法。手术方式主要有：①导管探查及乳腺导管内结节切除术；②肿块（囊肿）切除术；③乳腺区段切除术；④乳房单纯切除术。西医普遍认为急性期有炎症表现时应针对性应用抗厌氧菌药物，甚至切开引流，待炎症控制、肿块稳定时方可行手术治疗；瘘管形成后要等瘘管静止期（即炎症减轻，分泌物减少）到来后，方可手术。而中医对非哺乳期乳腺炎的治疗可在早期就积极地介入，通过恰当的中医药治疗可使病情得到有效的控制。

楼氏回顾中医经典典籍，结合多年临床经验，总结该病病因病机：①先天不足：非哺乳期乳腺炎多伴有先天性乳头凹陷畸形。《灵枢经语释》曰：人之始生，以母为基，以父为楯。血气已和，营卫已通，五脏已成，神气舍心，魂魄毕具，乃成为人。先天禀赋不足，加上后天失调是本病发生的重要原因。②肝郁气滞、脾虚胃寒：女子乳头属肝，乳房属胃。非哺乳期乳腺炎患者情志多郁，情志不遂，肝气郁结，气机运行不畅，脾失健运，或中虚胃寒，复因肝郁气滞，气滞血瘀，寒痰血瘀交阻成块。③标阳本阴：本病病程较长，好发于中青年妇女，肿块大多皮色不变，初期多表现为乳晕部肿块，不红不肿不痛，输乳管有白色脂质、豆腐渣样分泌物，发病缓慢，病位较深，易溃破，溃口久不收敛，形成复杂性瘘道，以上均属中医阴证的表现。尽管非哺乳期乳腺炎在急性炎症期多表现为局部红肿热痛、化脓，或伴全身恶寒发热，呈一派阳热之象，然这一过程非常短暂，脓肿切开引流后热性症状很快消退，而创面却久不愈合，反复溃破，实属阴证为主。

因此楼氏认为非哺乳期乳腺炎治疗宜温补和阳、散寒通滞,方药仍可沿用楼氏乳痈治疗成方——阳和汤加减。本方温补和阳、散寒通滞,具有补而不滞、温而不燥的特点。全方由熟地黄、肉桂、麻黄、鹿角片、白芥子、炮姜、甘草组成。熟地黄补血气,鹿角片助阳,佐以肉桂补命门之火,白芥子去皮里膜外之痰,炮姜、肉桂温中有通。诸药合用,可解散阴凝寒痰,使气血通畅、肿块尽消。楼氏熟读经典,时常引用张秉成《成方便读》来解析阳和汤方义及治疗阴证乳腺炎的机理:"然痰凝血滞之证,若正气充足者,自可运行无阻,所谓邪之所凑,其气必虚,故其所虚之处,即受邪之处。病因于血分者,仍必从血而求之。故以熟地大补阴血之药为君。恐草木无情,力难充足,又以鹿角胶有形精血之属,以赞助之。但既虚且寒,又非平补之性可收速效,再以炮姜之温中散寒,能入血分者,引领熟地鹿胶,直入其地,以成其功。白芥子能去皮里膜外之痰,桂枝入营,麻黄达卫,共成解散之勋,以宣熟地、鹿角胶之滞,甘草不特协和诸药,且赖其为九土之精英,百毒遇土则化耳。"

《素问·阴阳应象大论》云:"治病必求于本。"楼氏认为本病病根在乳管,病根不除,病情自当反复。正所谓急则治其标,临床中求诊者往往因局部红肿热痛、化脓成瘘等一派急性或亚急性炎症表现前来就诊,楼氏采用温通法来控制炎症,达到不手术的目的,或待炎症控制,病灶缩小后方行手术清除病灶,并行Ⅰ期缝合。此法避免了乳腺手术,即使手术也缩小了乳房切除范围,最大可能地保全了乳房的外观,大大减轻了患者在治疗过程中所承受的痛苦,且术后复发率低。

楼氏采用温通法治之,效如桴鼓,总结如下。第一,温通治法,贯彻始终。中药治疗当贯彻本病治疗始终,包括术前及术后。术前使用,控制炎症,局限病灶,为Ⅰ期缝合手术创造条件,缩小手术切除范围以保全乳房外观;术后使用,促进创口愈合,为创口的Ⅰ期愈合保驾护航,并降低术后复发率。第二,分期论治,内外结合。本病表现多样,临床多分为溢液期、肿块期、成脓期和瘘管期四期。楼氏认为各期表现不同,当在中药内治基础上配合适当的外治法,充分发挥中医外科内外合治的优势,加速炎症的控制。局部红肿热痛者,可配合自制清凉膏外敷;成脓者配合B超引导或定位下的脓肿细针穿刺以加速脓腔消散;瘘管形成者,配合药线引流,促使坏死组织排出而使病灶局限。第三,缓则治其本。楼氏认为本病病根在乳管,炎症控制后,可把握时机采用手术祛除病灶。然而手术仅是一种手段,用之得宜,病灶得除,疾病向愈;用之不当,病灶残留,反复发作。故当注意以下几方面:第一,时机选择。楼氏认为炎症控制之时,才为可行手术之机。具体来说,就是待其皮肤色泽恢复正常,或基本恢复正常,或皮红局限;肿块缩小局限;脓腔消失或缩小至直径1 cm左右,包膜纤维化;瘘管减少、缩短或纤维化,即可手术。第二,手术方法的选择。本病如必须行手术,则行乳腺区段切除术。楼氏认为,手术切口的选择无须拘泥常规,当以完整清除病灶、保持良好乳房外观为目的进行选择。术中应当注意彻底切除病变导管及炎性坏死组织,保证创面为正常组织,变污染为清洁,避免复发,为成功行Ⅰ期缝合创造条件。伴有先天性乳头凹陷者,手术同时可进行乳头矫形,以改善乳房外观。第三,术后处理。楼氏指出,本病为炎症性疾病,病变区域血供丰富,术后渗血、渗液较一般术后为多，欲使其切口能顺利愈合，充分引流不可忽视。应视具体情况放置皮片或负压引流球，同时加压包扎以利引流。伴乳头矫形者，包扎时当将多层无菌纱布中心剪孔，套住乳头再加厚敷料包扎，以保证矫形后乳头的存活，并维持外观。

楼氏为医精诚，对于非哺乳期乳腺炎瘘管、窦道脓肿破坏外形者，为防止影响乳房的美观，不轻易手术。楼氏认为温通法可使经脉通畅，乳络畅通，为乳汁之排出疏通道路，亦使邪气有出路。在中医药的保驾下，配合穿刺抽脓就可使既成脓毒外排。之后脓腔内如有残留坏死组织，利用温通法不仅可使脓液排出通畅，还可以促进坏死组织的吸收。对爱美女性更重要的是，穿刺抽脓不损患处美观。

近年来，楼氏的非哺乳期乳腺炎患者就诊人数越来越多，手术患者越来越少，究其原因，实与楼氏治病耐心细致、精益求精有关。楼氏自身追求完美，因此对患者手术的美学要求甚高，即使对不得不手术解决的非哺乳期乳腺炎患者，也能化腐朽为神奇。本人随诊 10 余年，见楼氏非哺乳期乳腺炎手术近百例。术前每例患者乳房在中药内治的帮助下已与第一次就诊时大不相同，楼氏会仔细查看各次就诊时的照片及 B 超，研究其有可能潜在的窦道、瘘管；在术中亦不断地推敲手术方式，规划皮瓣切除范围，能使原先认为不可能缝合的切口因为皮瓣切除路线的最佳选择而完美缝合，使原先凹陷的乳头重新竖起，尤为难能可贵的是能塑起原本已糜烂到几乎消失的乳头。手术后的乳房都能使患者及医者收获到意料之外的美，这完全出于楼氏对患者的认真负责、对自身的严格要求。楼氏经常说做人做事都应做到尽量精致美观，不要做"差不多先生"，这就是楼氏作为医者的要求。

总结楼氏温通法治疗非哺乳期乳腺炎的临床经验：非哺乳期乳腺炎亦属标阳本阴证，乳积寒凝，实当温阳通散；即使脓成，亦应穿刺抽脓，免除刀圭之苦；分期论治，实不能避免时行矫形手术，并以温通法贯彻始终。

第三章　乳岩炎性样变

第一节　概论

乳岩在现代医学中称之为乳腺癌,是女性常见肿瘤之一,临床表现为乳房部出现无痛、无热、皮色不变而质地坚硬的肿物,或推之不移,或表面不光滑、凹凸不平,或乳头溢血,晚期溃疡,凹似岩穴,凸如泛莲。本文总结楼氏温通法治疗乳岩炎性样变,即包括"或乳头溢血,晚期溃疡,凹似岩穴,凸如泛莲"之乳岩溃后及炎性乳岩、乳岩刀圭后他处复发转移溃烂等病证。

随着医学诊疗技术的发展,现今晚期乳岩溃后的患者越来越少,但是仍有个例发生。或因失去了手术时机,或因化疗不敏感,或存在无其他任何现代治疗手段可行的情况,楼氏根据多年的临床经验,使用温通法结合外治法治疗乳岩炎性样变患者 36 例,其中 9 例为炎性乳岩,均收到了一定疗效,减轻了患者的痛苦,甚至使其中几名患者获得了手术机会。乳岩炎性样变均属于晚期及局部晚期乳腺癌,其远期预后不佳。笔者临床观察了 9 例炎性乳岩患者,6 例在 2 年之内死亡,但通过观察,中医药不同程度地缓解了患者的痛苦,延长了其生存期,提高了生存期生活质量,减轻了化疗带来的毒副作用,并有小部分患者获得了手术机会。

第二节　文献研究

（一）古代中医对乳岩的认识

1. 病名

在中医古代文献中,乳腺癌可见于痈疽类疾病。该病早期被称为"(乳)石痈",指痈疽之至牢有根而硬如石者。宋·东轩居士所著《卫济宝书》,便使用了"癌"字,但从上下文看,与恶性肿瘤并不完全相符,很可能指痈疽的一种。真正用"癌"字称恶性肿瘤见之文献者,当首推杨士瀛所著的《仁斋直指方论》,书中记载:癌者,上高下深,岩穴之状,颗颗累垂,裂如瞽眼,其中带青,由是簇头各露一舌,毒根深藏,穿孔通里,男则多发于腹,女则多发于乳。

东晋·葛洪《肘后备急方》将乳腺癌归为"石痈"范畴。《肘后备急方·卷五·治痈疽妒乳诸毒肿方》中记述"痈结肿坚如石,或如大核,色不变""若发肿至坚而有根者,名曰石痈",较详细地记载了乳腺癌的局部体征,其特点为肿大、坚硬、有根。隋·巢元方《诸病源候论》将乳岩名为"乳石痈",以区别于一般的痈证。"乳石痈之状,微强不甚大,不赤……但结核如石""其肿结确实,至牢有根,核皮相亲,不甚热,微痛",描述了乳石痈的形态特点是乳房肿块坚硬如石,与皮肤相连。

宋代始将乳腺癌称为"乳岩"。如宋·窦材《扁鹊心书·神方》曰:救生汤治一切痈疽发背,女人乳痈、乳岩初起,姜葱发汗立愈。宋·陈自明《妇人大全良方》曰:若初起,内结小核,或如鳖、棋子,不赤不痛,积之岁月渐大,巉岩崩破,如熟石榴,或内溃深洞,此属肝脾郁怒,气血亏损,名曰乳岩。不但描述了其症状的发展演变,还指出其病因为肝脾郁怒而致的气血亏损。

元·朱震亨称之为"奶岩"。《丹溪心法·卷五·痈疽八十五》曰:忧怒郁闷,昕夕积累,脾气消阻,肝气横逆,遂成隐核,如大棋子,不痛不痒,数十年后,方为疮陷,名曰奶岩,以其疮形嵌凹似岩穴也,不可治。《普济方》曰:又名石奶,初结如桃核,渐次浸长至如拳如碗,坚硬如石,数年不愈将来溃破,则如开石榴之状,又反转外皮,名翻花奶。

明代文献以"乳岩"名之。明·薛己《女科撮要·卷上·乳痈乳岩》曰:乳岩,故初起小核,结于乳内,肉色如故,其人内热夜热,五心发热,肢体倦瘦,月经不调。若荏苒日月渐大,出水腐溃深洞。指出乳岩患者伴有五心发热、夜热、消瘦等阴虚症状,病久肿块腐溃流脓水。明·陈实功《外科正宗》中的插图是目前发现有关乳岩的最早图像记载,书中记述:忧郁伤肝,思虑伤脾,积想在心,所愿不得志者,致经络痞涩,聚结成核,初如豆大,渐若棋子;半年一年,二载三载,不疼不痒,渐渐而大,始生疼痛;痛则无解,日后肿如堆粟,或如复碗,紫色气秽,渐渐溃烂,深者如岩穴,凸者若泛莲,疼痛连心,出血则臭,其时五脏俱衰,四大不救,名曰乳岩。凡犯此者,百人百必死。如此症知觉若早,只可清肝解郁汤或益气养荣汤,患者再加清心静养,无挂无碍,服药调理只可苟延岁月。不仅认识到了乳腺癌的病因病机、临床表现及疾病进展过程,还认识到此病的恶性程度,提出了要尽早诊断、尽早治疗。明·王肯堂《证治准绳·卷之四十七·贤集·外科钤(下)·乳病类·乳痈乳岩》曰:若妇人郁怒伤肝脾而结核,不痒不痛,一二载始溃者,名曰乳岩,最难治疗。一妇人久郁,右乳内结三核,年余不消,朝寒暮热,饮食不甘,此乳岩也。亦有数载方溃而陷下者,皆曰乳岩。明·龚廷贤《寿世保元·卷七·乳病》曰:忧怒郁闷,昕夕累积,脾气消阻,肝气横逆,遂成隐核如大棋子,不痛不痒,数十年后方为疮陷,名曰乳岩,以其疮形嵌凹似岩穴也,不可治矣。均认为其病因为郁怒伤肝脾,病程较长,后期会溃烂,预后差。

清代医家对乳腺癌命名亦较为统一,为"乳岩",同时对乳腺癌的研究较为深入,认为乳岩的病因病机为忧郁思虑,损伤肝脾,气血亏虚。临床表现为早期不红不肿,不痛不痒,病程较长,后期可溃烂流脓水,并指出早期可"内消""渐渐收敛",后期则"不必勉治,尚可苟延",甚至"万无一活""不可救"。清·陈士铎《洞天奥旨·乳痈》曰:无故双乳坚硬如石,数月不溃,时常疼痛,名曰乳岩。《辨证录·乳痈门》曰:变成乳岩,现成无数小疮口,如管非管,如漏非漏,竟成蜂窝之状,肉向外生,终年累月而不愈。清·陈修园《女科要旨·卷四·外科·乳痈乳岩》曰:若乳岩者,初起内结小核如棋子,不赤不痛,积久渐大崩溃,形如熟榴,内溃深洞,脓水淋漓,有巉岩之势,故名曰乳岩;此属脾肺郁结,血气亏损,最为难治。乳岩初起,亦可内消,及其病势已成,虽有卢扁亦难为力。但当确服前方,补养气血,纵未脱离,亦可延生。清·吴谦等《医宗金鉴·妇科心法要诀·卷六·乳证门·乳证总括》曰:初起结核不肿痛,年深内溃乳岩凶。清·王士雄《归砚录·瘰疬乳岩疗疮秘方》曰:瘰疬、乳岩二证,最称难治。清·何松庵等《女科正宗·乳岩》曰:妇人忧怒郁遏,时日积累,脾气消阻,肝气横逆,遂成隐核,如鳖棋子,不痛不痒,十数年后,方为疮陷,名曰乳岩。以其疮形嵌凹,似岩穴也,不可治矣。但若于始生之际,便能消释病根,使心清神安,然后施之治法,亦有可安之理。清·高秉钧《疡科心得集·卷中·辨乳癖乳痰乳岩论》曰:夫乳岩之起也,由于忧郁思虑,积想在心,所愿不遂,肝脾气逆,以致经络痞塞结聚成核,初如豆大,渐若棋子,不红不肿,不疼不痒,或半年一年,或两载三载,渐长渐大,始生疼痛,痛则无解日,后肿如堆栗,或如覆碗,紫色气秽,渐渐溃烂,深者如岩穴,凸者如泛莲,疼痛连心,出血则臭,并无脓水,其时五脏俱衰,遂成四大不救。凡犯此者,百人百死。清·吴谦等《医宗金鉴·卷六十六·外科心法要诀·胸乳部·乳岩》曰:乳岩初结核隐疼,肝脾两损气郁凝,核无红热身寒热,速灸养血免患攻。耽延续发如堆栗,坚硬岩形引腋胸,顶透紫光先腐烂,时流污水日增疼。溃后翻花怒出血,即成败证药不灵。清·王洪绪《外科全生集·卷一·阴症门·乳岩治法》曰:初起乳中生一小块,不痛不痒,症与瘰疬、恶核相若,是阴寒痰结。溃后不痛而痒极者,无一挽回。大忌开刀,开则翻花最惨,万无一活。男女皆有此症。

特殊类型的乳腺癌也有所记载。《外台秘要》中有"乳痈大坚硬,赤紫色,衣不得近,痛不可忍"的描述,与炎性乳岩或乳痈近似。《济阴纲目·卷之五·妒乳》中援引"《集验》论曰:凡妇人女子乳头生小浅热疮,搔之黄汁出,浸淫为长,百种疗不瘥者,动经年月,名为妒乳病。"与现代对乳头湿疹样癌(又称Paget病)的认识相吻合。

男性乳岩较为罕见,古代医家对此已有一定认识。《疡医证治准绳·卷三·胸部·乳痈乳岩》曰:夫男子患乳岩者少矣,其起又甚微眇,而三为盲医所误遂至此。清·马培之《马培之外科医案》曰:乳癌乳核,男妇皆有之,惟妇人更多……痰气凝滞则成核,气火抑郁则成癌。核则硬处作痛,岩则硬处不痛,四围筋脉牵掣作疼。马氏从临床实践中认识到乳岩、乳核男女皆可罹患，但妇女更多于男子。并指出乳核和乳岩的病因是截然不同的，乳岩是郁火而得，乳核是痰气而成，审因论治乳核宜用疏肝理气消核，乳岩肿块应以清热泻火、凉血解毒为治则，对后世很有影响。

2. 病因病机

1）先天不足

《灵枢·寿夭刚柔》曰：人之生也，有刚有柔，有弱有强，有短有长，有阴有阳。人之始生，以母为基，以父为楯，失神者死，得神者生。先天禀赋不同，则后天体质明显有差异。脏腑、经络、气血、阴阳等体质因素在乳岩的发生方面起到重要的作用。《格致余论·慈幼论》曰：儿之在胎，与母同体，得热则俱热，得寒则俱寒，病则俱病，安则俱安。《景岳全书·传忠录·先天后天论》曰：以人之禀赋言，则先天强厚者多寿，先天薄弱者多夭。先天不足，脏腑虚损，功能失调是导致乳岩发生的重要病理机制。

2）情志内伤

张觉人《外科十三方考》记载"乳岩则因七情气郁而成"，汪机认为乳岩"乃七情所伤，肝经血气枯槁之症"，陈实功《外科正宗》曰：又忧郁伤肝，思虑伤脾，积想在心，所愿不得志者，致经络痞涩，聚结成核。清·王洪绪《外科全生集·卷一·阴症门·乳岩治法》曰：是阴寒结痰，此因哀哭忧愁，患难惊恐所致。可见，情志内伤，特别是忧郁思虑均可损伤肝脾，从而导致乳岩的形成。

3）饮食失节

中医学认为嗜食厚味、脾胃运化失司可致痰浊凝结，积聚日久，痰凝成核，痞阻经络。朱丹溪《丹溪心法》曰：痰之为物，随气升降，无处不到。人身上中下有块者，多是痰。痰滞乳房，痰气郁滞，络脉不通，肿块内生，发生乳岩，则乳痛皮溃溢脓。《格致余论》曰：厚味所酿，以致厥阴之气不行，故窍不得通，而不得生。《济生方》曰：过餐五味，鱼腥乳酪，强食生冷果菜，停蓄胃脘。久则积聚，结为癥瘕。可见，嗜食肥甘厚味致使脾胃受损、痰浊凝结亦是引起乳岩发病的重要因素。

4）冲任失调

冲任之脉上贯于乳，下濡胞宫。冲为血海，任主胞胎，冲任之脉系于肝肾，肝肾不足，无以充养冲任，冲任失调而致气血亏虚，气血运行不畅而致气滞血凝，阻于乳中而成本病。《景岳全书》曰：肝肾不足及虚弱失调之人，多有积聚之病。由此可见，冲任失调与乳岩的发病有密切关系。

5）阴寒内盛、阳气虚衰

宋·窦汉卿《疮疡全书·乳病证治·乳岩》曰：乳岩，乃阴极阳衰。血无阳安能散？致血渗于心经，即生此疾。若未破可疗，已破即难治。捻之内如山岩，故名之。早治得生，迟则内溃内烂，见五脏而死。可见阴寒内盛、阳气虚衰亦是导致乳岩发生的重要原因。

综上所述，乳岩的病机主要是素体正气不足，脏腑功能低下，加之忧思郁怒，饮食不当,导致冲任失调,气滞血瘀,久则聚痰酿毒,凝结于乳中而成癌。正虚为病之本,气郁、痰浊、瘀毒为病之标。

3. 治疗

东晋·葛洪《肘后备急方》兼用了外治法和内治法,先采用"鹿角八两(烧作灰),白蔹二两,粗理黄色磨石一斤(烧令赤)。三物捣作末,以苦酒和泥,厚涂痈上,燥更涂,取消止"的外治法,其后"内服连翘汤下之",并详细记录了治疗的过程,"当上灸百壮,石子当碎出。不出者,可益壮",同时强调不可用针刺法和角法,"痈疽、瘤、石痈、结筋、瘰疬,皆不可就针角,针角者,少有不及祸者也"。

明·薛己亦兼用内外治法,其治疗一妇人久郁,伤肝经血气枯槁之乳岩,采用补气血、解郁结药,以"益气养荣汤百余剂,血气渐复,更以木香饼灸之,喜其谨疾,年余而消"。而另外一则医案载:一妇人亦患此,余谓须多服解郁结养气血药,可保无虞,彼不信,乃服克伐之剂,反大如覆碗,日出清脓,不敛而殁。此医案指出,对于乳岩,攻克击伐药可能是不适用的。同时,薛己认为乳岩初期隐核状态时早发现、早诊断、早治疗是很有必要的,因为"不痛不痒,人多忽之,最难治疗",同时要注意生活饮食起居的调摄保养,"若一有此,宜戒七情、远浓味、解郁结,更以行气之药治之,庶可保全,否则不治。亦有二三载,或五六载,凡势下陷者,皆曰乳岩,盖其形岩凸似岩穴也,最毒。慎之!"

清代医家认为乳岩的病因病机为忧郁思虑,损伤肝脾,气血亏虚,当治以疏肝理气,补益气血。乳岩早期不红不肿,不痛不痒,病程较长,后期可溃烂流脓水。治疗上早期可"内消""渐渐收敛",后期则"不必勉治,尚可苟延",甚至"万无一活""不可救",故需早期诊断,早期治疗。清·陈士铎《洞天奥旨·乳痈》曰:变成乳岩,现成无数小疮口,似管非管,如漏非漏,状若蜂窠,内向外生。清·陈念祖《女科要旨·卷四·外科·乳痈乳岩》曰:乳岩初起,若用加味逍遥散、加味归脾汤二方间服,亦可内消。及其病势已成,虽有卢扁,亦难为力。但当确服前方,补养气血,从未脱离,亦可延生。清·何松庵等《女科正宗·乳岩》曰:乳岩初起,宜服青皮散或神效瓜蒌散;已成则宜内服十六味流气饮,外用五灰膏去其蠹肉,生新肉,使其渐渐收敛。若乳岩久溃虚弱,脉象虚细者,宜八珍汤、十全大补汤,或香贝养荣汤、神效托里散等为主。清·高秉钧《疡科心得集·卷中·辨乳癖乳痰乳岩论》曰:如能清心静养,无挂无碍,不必勉治,尚可苟延。当以加味逍遥散、归脾汤,或益气养营汤主之。此证溃烂体虚,亦有疮口放血如注,实时毙命者,与失营证同。

明清医家在强调疏肝理气法的同时,也有人强调温通气血法。如清·许克昌等《外科证治全书·卷三·乳部证治·乳岩》曰:须于初起时用犀黄丸,每服三钱,酒送下,十服即愈。或用阳和汤加土贝母五钱,煎服数剂,即可消散。如误服寒剂,误贴膏药,定致日渐肿大,内作一抽之痛,已觉迟治。再若皮色变紫,难以挽回,勉以阳和汤日服,或犀黄丸日服,或二药早晚兼服,服至自溃而痛,则外用大蟾六只,每日早晚取蟾破腹连杂,将蟾身刺数十孔,贴于患口,连贴三日,内服千金托毒散,三日后,接服犀黄丸、十全大补汤,可救十中三四。如溃后不痛而痒极者,无一毫挽回,大忌开刀,开刀则翻花,万无一活,男女皆然。其认为是阴寒结痰，主张采用阳和通腠、温补气血之法，以"阳和汤"或"犀黄丸"内服，"服至自溃"后兼用外治法。

（二）当代中医对乳岩的认识

1. 病名

当代中医学在对古代相关病名进行沿用的同时，更多地在临床实践中采用了现代医学的病名，如乳腺癌、乳腺恶性肿瘤等。

2. 病因病机

现代医家参合前人的认识和临床经验，继承发展了乳腺癌的病因病机理论，在此基础上提出了自己的观点。

刘胜、陆德铭、唐汉钧等人提出"毒邪"是贯穿乳腺癌发生、发展和转移始终的病因病理产物，其中"六淫伏毒"和"七情郁毒"是乳腺癌发生的两大主要病因，"癌毒内生"是乳腺癌发生的核心变化，"痰毒瘀结"是乳腺癌发展的核心病机，"余毒未清"是术后的主要病机，"余毒旁窜"是术后复发转移的关键病机，"散结解毒"是术后抗复发转移治疗的重要治则。

张勇认为乳腺癌的主要病因和发病机制在于肝气郁结、冲任失调、毒热蕴结、气血两虚。肝气郁结，肝经失于疏泄，气血壅滞，则乳络不畅、乳房结块。先天不足，或多产房劳，肝肾亏虚，冲任失养，致乳络不荣、乳房肿块质硬。气火痰热结聚肝胃二经，经脉瘀滞化生乳岩，毒热蕴结，致肿块破溃、浸淫秽臭。乳岩日久，气血耗伤，贫血消瘦，疼痛难忍，五脏俱衰。

周维顺认为正气亏虚，风寒侵入，七情内伤，郁结伤脾，所愿不遂，冲任失调，邪毒蕴内，痰浊交凝为乳岩。金静愉认为情志失调，肝气郁结，经络痞塞，气机阻滞，痰浊瘀血内生，郁久化热成毒，或冲任失调，气血亏损，痰浊内生，阻滞气机血行，久而成积。病机虽错综复杂，但以痰瘀阻络、化热成毒为主要病机。

吴继萍等人认为乳腺癌主要涉及脾肾肝三脏，肝脾肾正气不足是本病发病的内在因素，而痰湿、气滞、血瘀、热毒为乳腺癌发病的常见外在因素。证候虚实夹杂、阴阳气血失衡贯穿乳腺癌的整个过程。脾肾为先后天的关系，先天不足，后天失养；肝肾为母子关系，肝肾同源，母病可以及子，最终肝脾肾同病，终致气阴亏虚，虚热内生。肝脾肾兼顾是治疗本病的关键。

3. 辨证分型与治疗

目前国内中医界对乳腺癌辨证分型没有统一标准，现行疾病的中医辨证分型大多基于专家经验或直观观察。文献中较多见的分型如下。

（1）肝气郁结型　七情所伤，所愿不遂致乳房肿块初起胀痛，引及两胁作胀，急躁易怒，口苦咽干，头晕目眩，舌质红，舌苔薄白或薄黄，脉弦有力。

治法：疏肝理气、健脾和胃，兼以化痰散瘀。

方药:逍遥散加减。

（2）冲任失调型　乳房结块,皮核相亲,坚硬如石,表面不光滑,五心烦热,潮热盗汗,腰膝酸软,月经不调,舌红苔少,脉细无力。

治法:滋补肝肾、调和冲任、柔肝健脾,兼以理气活血。

方药:知柏地黄汤加减。

（3）毒热瘀结型　乳房肿块迅速增大,疼痛,溃破,状如山岩,形似莲蓬,淌水恶臭,伴发热,便秘,舌质暗红或红绛,脉弦数。

治法:清热解毒、活血化瘀。

方药:五味消毒饮合桃红四物汤加减。

（4）气血亏虚型　乳中结块溃烂,色紫暗,流水臭秽,或与胸壁粘连,推之不动,伴头晕耳鸣,神疲气短,面色苍白,夜寐不安,消瘦,舌质淡,脉细弱。

治法:益气养血、调补肝肾、培元固本。

方药:补中益气汤加减。

4. 小结

古今医家多认为,乳腺癌的主要病因和发病机制在于正气不足、情志失调、肝气郁结、冲任失调、毒热蕴结。

中医药能够通过辨证施治改善乳腺癌患者的生存质量,减轻放化疗的毒副作用,调节免疫功能,抑制肿瘤生长,延长患者的带瘤生存期。中医治疗作为乳腺癌综合治疗的一部分可以贯穿乳腺癌诊治始终,在早期乳腺癌治疗中可以延缓肿瘤的发展;在中晚期乳腺癌的治疗中,中医药日渐发挥出其辨证施治、调补结合、处方灵活等独特优势。

第三节　楼氏温通法治疗乳岩炎性样变临床体会

10 年来随师门诊时,间或碰到楼氏用温补通阳的中药结合中医散剂治疗乳岩刀圭后皮瓣坏死、他处复发转移、余毒旁窜溃烂,效果尤佳。局部晚期乳岩溃后、湿疹样乳岩溃烂期、乳岩胸壁腋下复发溃烂等疾病,在病理等待期,或因患者失去手术时机,无其他放化疗生物靶向等治疗手段,而仅有中医药内外治结合参与的情况下,楼氏使用温通法结合中医药外治法治疗,可缓解其锥心痛骨之症状。

楼氏非常推崇王洪绪,在其《外科全生集》提到:乳岩者,二三年后,方成仓陷,以其形嵌凹,似岩穴之状,名曰岩,至此则不可救矣。其初起,以犀黄丸,每服三钱,酒送十服痊愈。或以阳和汤加土贝五钱煎服,数日可消。倘误以膏贴药敷,定主日渐肿大,内作一抽之痛,已觉迟治。倘皮色变异,难以挽回,勉以阳和汤日服,或以犀黄丸日服,或二药每日早晚轮服。服至自溃而痛,外用大蟾六只,每日早晚取蟾破腹连杂,以蟾身刺孔,贴于患口,连贴三日,内服千金托里散,三日后接服犀黄丸,可救十中三四。溃后不痛而痒极者,无一挽回。大忌开刀,开则翻花最惨,万无一活。男女皆有此症。王洪绪认为乳岩是因阴寒结痰,主张采用阳和通腠、温补气血之法,以阳和汤或犀黄丸内服,"服至自溃"后兼用外治法。楼氏分析,乳岩溃后本属阴寒结痰、表阳虚里实阴,需用阳和汤加减温通补阳。此时属乳岩局部晚期,无手术指征,需待明确病理后行辅助化疗,择时机手术,这与西医治疗乳腺癌晚期不可手术之指南雷同,且在病理等待期可行中药内服及三氧化二砷外敷,隔日换药,待 10 天后,可见溃烂面明显缩小,疼痛较之前明显减轻,渗液较前少甚。三氧化二砷俗称砒霜,在较多腐蚀散剂中屡有使用。名医王洪绪的"蟾破腹连杂,以蟾身刺孔,贴于患口,连贴三日,内服千金托里散",均效以毒攻毒之法。中医药内外兼治较之病理等待期空白用药疗效显著,且在乳岩各期,使用中药配合均较单纯化疗、手术疗效明显。

　　炎性乳腺癌(IBC)是一种少见的、预后差的乳腺肿瘤,占乳腺癌发病数的 2.5%,临床症状与急性乳腺炎类似,起病快、进展迅速、5 年生存率低是炎性乳腺癌的特点。楼氏取其阴毒内盛、标阳本阴之机理,亦用温通法治疗,可明显缓解患者痛苦,延长生存时间。楼氏认为晚期乳岩炎性样变因远期预后不佳,需用挽救治疗。中医药治疗有其独特的优势和不可替代的地位,能调节免疫功能,抑制肿瘤生长,延长患者的带瘤生存期,提高生存质量。楼氏学贯中西医,将传统中医与现代医学相结合用于乳腺肿瘤的研究,让每个患者都获得最佳的治疗方案,也给同行、后辈以启迪。

下篇

创新开今

第四章 关于乳痈(急性乳腺炎)的研究

第一节 历年来对乳痈的科研及临床研究总结 (2002年—2012年)

(一)阳和汤治疗急性乳腺炎的临床研究(2002年—2004年)

笔者依据国家中医药管理局颁布的《中医病证诊断疗效标准》的诊断标准及排除标准共入组了71例患者,分别将用阳和汤和青霉素治疗急性乳腺炎进行临床疗效比较,根据上述疗效评价标准,进行实验数据分析后可见阳和汤组治愈率为86.1%,青霉素组治愈率仅为54.3%,阳和汤组总有效率达94.4%,而青霉素组为74.3%;两组经 χ^2 检验, $\chi^2=0.23$,$P<0.05$,两组相比有显著差异。治疗前急性乳腺炎患者CRP、WBC总数、NE%水平明显升高,LYM%明显降低,超出正常值范围。经阳和汤治疗后,所有测试指标均恢复至正常水平。与治疗前相比,CRP水平明显降低,WBC总数和NE%明显降低,而LYM%明显增高,治疗前后比较均有非常显著的差异,$P<0.01$。因此可得出结论阳和汤能降低急性乳腺炎患者WBC总数及NE%的水平,升高LYM%,并能降低CRP水平。阳和汤具有抗炎抗肿胀作用,在临床上能有效治疗急性乳腺炎。

(二)阳和汤治疗急性炎症的实验研究(2002年—2004年)

笔者通过观察阳和汤对实验性感染小鼠LYM%、NE%、WBC总数及体温的影响,探讨阳和汤治疗实热性炎症作用的可能机理。笔者设计了如下实验:①通过实验性小鼠腹腔注射金黄色葡萄球菌造成感染模型,观察阳和汤对实验动物治疗前后LYM%、NE%、WBC与体温变化的影响;②阳和汤给药4天后,二甲苯涂耳致小鼠耳廓肿胀,0.5 h后,观察阳和汤对小鼠耳廓肿胀的抑制作用;③用阳和汤加减治疗急性乳腺炎患者共71例,其中22例观察治疗前后LYM%、NE%、WBC总数、B超表现、全身体征及局部触诊的变化。笔者在实验中观察到:实验性动物感染实验证明阳和汤能有效地降低

NE%、升高 LYM%，能够有效降低感染动物体温。二甲苯实验证明：阳和汤有明显的抑制二甲苯致小鼠耳廓肿胀的作用。临床实验有效证明阳和汤能降低 WBC 总数及 NE% 的水平，升高 LYM%。

（三）Lou's 乳痈疗效评价量化积分表的初步研制和应用（2008 年—2010 年）

楼氏通过对乳痈临床病例资料的研究，进行 Lou's 乳痈疗效评价量化积分表的初步研制，进行临床考评，以考核此积分表在临床中的应用价值，并且观察温通法治疗乳痈前后的病情变化，使乳痈的疗效评价方法得以量化，其结果客观、准确。笔者详细地设计并制订了乳痈临床病例采集表，收集了 2008 年 1 月至 2010 年 1 月浙江省中医院门诊 127 例乳痈患者的临床资料，分析其出现的症状、体征及实验室指标异常，进行整理总结和统计分析后，制订 Lou's 乳痈疗效评价量化积分表，并将通过 Lou's 乳痈疗效评价量化积分表进行的疗效评价结果与通过《中医病证诊断疗效标准》的疗效评价结果进行比较，验证其准确性。将收集的 127 例患者经温通法治疗后分别按照上述两种疗效评价标准进行疗效评价，结果如下。所有患者治疗后的结果用两种方法评价疗效，其结果吻合程度很好（$kappa > 0.75$）。未成脓患者治疗后疗效评价、未成脓患者治疗一周后疗效评价比较、成脓患者治疗后疗效评价比较、成脓患者治疗两周后疗效评价比较、溃后患者治疗后疗效评价比较，其结果吻合程度均很好（$kappa > 0.75$）。

经过大量的临床资料观察及不断地修改，笔者分别制订了 Lou's 乳痈疗效评价量化积分表和乳痈临床病例资料采集表，以后大量的临床观察及单病种诊疗规范的制订均可在其基础上进行。在多次参加国家中医重点专科外科协作组组长工作会议、国家中医药管理局"十一五"重点专科乳痈诊疗方案审定会议时均得到了一致的认可。

（四）运用德尔菲法对乳痈（急性乳腺炎）临床最佳诊疗方案规范化的研究（2009 年—2011 年）

德尔菲法，又名专家意见法，是在 20 世纪 40 年代由赫尔姆和达尔克首创，经过戈尔登和兰德公司进一步发展而成的。德尔菲法是依据系统的程序，采取匿名的方式广泛征求专家的意见，经过反复多次的信息交流和反馈修正，使专家的意见逐步趋向一致，最后根据专家的综合意见，对评价对象做出评价的一种定量与定性相结合的预测、评价方法。德尔菲法研究证候更符合中医证候形成的本质特点。

本研究运用德尔菲法，初步制订乳痈临床最佳诊疗方案，为完成乳痈中医临床证治优化方案的编写内容提供参考依据，同时也为临床规范化治疗乳痈提供参考。本研究设计并制订乳痈临床诊疗方案专家咨询表，运用德尔菲法，对全国范围内乳腺病专家进行两轮咨询调查。咨询表内容包括乳痈辨证分型、各型证候组成的基本条目、乳痈辨证论治治法方药、专方经验治疗、外治法、疗效评价指标及评定标准。咨询表回收后，对数据进行统计,然后使用 SPSS17.0 统计软件包建立数据库并进行统计分析,采用描述性分析、可靠性分析、多指标相关性分析等统计方法,观测专家意见的集中程度、专家意见的协调程度及咨询表信度指标,对问卷条目进行筛选、整理,初步制订出乳痈临床最佳诊疗方案。共进行两轮专家咨询,第一轮专家咨询,咨询表回收率为 100%,专家积极系数较高,符合纳入条件的 20 名专家均为从事中医或中西医结合乳腺病工作的专家。第二轮专家咨询,咨询表回收率为 100%,专家积极系数较高,专家在本专业领域有较好的代表性及较高的权威性。第一轮专家咨询对乳痈的辨证分型、各型证候组成的基本条目进行咨询。第二轮专家咨询对乳痈辨证论治治法方药、专方经验治疗、外治法、疗效评价指标及评定标准进行咨询,观测代表专家意见协调程度的指标变异系数。第一轮专家咨询中条目变异系数 CV 为 0.3966,第二轮专家咨询中条目变异系数 CV 为 0.2409,表明专家意见一致性较高,提示专家意见较统一集中,因此可以结束咨询。在此基础上根据各项目的条目的满分比、权重系数等进行综合评价,得到各个项目的结果,最终初步制订出乳痈临床最佳诊疗方案。同时证明德尔菲法作为一种充分体现专家智慧、知识和经验的方法,具有一定的科学性和可操作性,是中医诊疗方案规范化研究中具有客观性、实用性、传统性及可操作性的重要方法学。基于该试验,笔者初步确定了乳痈的临床最佳诊疗方案。

(五) 急性乳腺炎差异蛋白质研究

笔者设计应用凝胶内差异显示电泳和质谱技术研究急性乳腺炎与正常人血清蛋白质组的差异。通过收集正常人与急性乳腺炎患者急性期血清,去除高丰度蛋白后分别进行荧光标记,然后进行电泳分离,经不同波长激发光下扫描得到不同样品的蛋白质组图谱。所获得的图谱经软件分析,筛选表达量有显著差异的蛋白质进行质谱鉴定。结果:与正常人相比,急性乳腺炎患者血清中凝血酶复合物、转移相关蛋白 1、抗 gp120 抗体、色氨酸羟化酶、富含亮氨酸的 α2 糖蛋白、突触相似蛋白 4、结合珠蛋白、肺表面活性蛋白 D、血清结合珠蛋白前体、维生素 D 结合蛋白及激肽原等蛋白表达上调;而 SNC73 免疫球蛋白、蛋白激酶、免疫球蛋白 Lambda 链、突触相似蛋白 4、抗 HBs 抗原免疫球蛋白 FabK 链、Fanconi 贫血互补组 M 蛋白等表达下调。得出以下结论:这些蛋白质可能与急性乳腺炎的发病机制相关,可以作为急性乳腺炎临床辨证的候选客观指标。

(六) 急性乳腺炎单病种诊疗规范的深化研究推广

笔者承担国家中医药管理局重点专科协作组工作,主攻病种乳痈,并任协作组组长,完成了"乳痈专题评价分析报告"。联合浙江省中医院、广东省中医院、桂林市中医院、上海龙华医院等协作组成员单位,进行分析汇总,呈报国家中医药管理局。

完成了《乳痈(急性乳腺炎)成脓期的中医临床路径》和《乳痈(急性乳腺炎)诊疗方

案》,并由国家中医药管理局医政司审定后颁布,在全国范围内推行。

执笔并主持了《乳痈诊治方案专家共识意见》,由中华中医药学会乳腺病防治协作工作委员会于 2011 年 10 月在北京颁布,作为行业标准进行推广应用。

制订浙江省中医单病种诊疗规范《乳痈诊疗规范》,并在全省推广实施。

鉴于目前国内尚没有炎性乳腺病的相关评价体系,笔者研制了 Lou's 乳痈疗效评价量化积分表,并在科研课题中进行实践检验,在信度和效度的检验中结果满意,并在临床中进一步推广。目前已写入《乳痈(急性乳腺炎)诊疗方案》,并由国家中医药管理局医政司审定后颁布,在全国范围内推行。

(七) 从临床疗效、内分泌及免疫功能等方面研究阳和汤加减及青霉素治疗急性乳腺炎的异同,并建立急性乳腺炎的大鼠模型

笔者的研究目的是从临床疗效、内分泌及免疫功能等方面研究阳和汤加减及青霉素治疗急性乳腺炎的异同,比较阳和汤加减及青霉素治疗前后对血清垂体-性腺激素的水平、免疫细胞的比例、免疫细胞因子和炎症细胞因子的水平变化,为急性乳腺炎的温通法治疗提供有力的临床证据及实验学依据,为推广应用阳和汤加减治疗急性乳腺炎打下良好的基础。建立急性乳腺炎的大鼠模型,为进一步深入研究奠定动物模型基础。

研究过程包括三大部分。第一,阳和汤加减和青霉素治疗急性乳腺炎的临床疗效比较研究。选择门诊急性乳腺炎首诊患者 70 例,随机分为阳和汤组与青霉素组各 35 例。对两组治疗前后的 NRS 疼痛评分、患侧乳腺肿块大小、外周血白细胞计数及其分类、血沉和 CRP、外周血 T 细胞亚群进行分析、评价。第二,阳和汤加减治疗急性乳腺炎对患者血清细胞因子影响的研究。选择门诊急性乳腺炎首诊患者 20 例,正常育龄妇女 20 例。ELISA 法检测正常对照组及阳和汤组治疗前后血清 IL-6、IL-1α、INF-γ、TNF-α 等炎症细胞因子。第三,建立急性乳腺炎大鼠模型。雌性 SD 大鼠 20 只,随机分为 2 组,对照组不做处理,造模组双侧第四对乳腺注射金黄色葡萄球菌。2 天后观察各组 SD 大鼠第四对乳腺外观有无红肿、流脓,取双侧第四对乳腺切片 HE 染色(苏木精-伊红染色)进行组织形态学研究,检测大鼠血清 CRP 及 IL-6、IL-1α、INF-γ、TNF-α 等炎症细胞因子。

研究结果是阳和汤加减治疗急性乳腺炎总体疗效明显优于青霉素。阳和汤加减和青霉素治疗均可明显降低急性乳腺炎患者血沉、CRP、白细胞计数、淋巴细胞计数,且阳和汤加减较青霉素能更有效降低患者血沉、CRP。阳和汤加减治疗能显著降低患者外周血 $CD4^+$ T 细胞(简称 $CD4^+$)百分比、$CD4^+/CD8^+$,升高 $CD8^+$ T 细胞(简称 $CD8^+$)百分比,调节患者的细胞免疫功能。笔者认为阳和汤加减治疗急性乳腺炎疗效满意,优于青霉素。

阳和汤组患者血清 IL-6、IL-1 含量治疗前显著高于对照组,阳和汤组治疗后明显低于治疗前;采用阳和汤加减治疗后,急性乳腺炎患者血清 TNF-α 明显降低;急性乳腺炎

患者血清 INF-γ 值明显低于正常育龄女性,采用阳和汤加减治疗后,急性乳腺炎患者血清 INF-γ 明显升高。因此认为阳和汤加减临床疗效优于青霉素,可能与降低患者过高的 IL-6、IL-1 和 TNF-α 水平,升高患者 INF-γ 水平,调节患者免疫功能密切相关。

造模组大鼠双侧第四对乳腺经 HE 染色组织切片观察发现:乳腺组织结构不清,腺泡腔内出现大量炎性细胞,以中性粒细胞为主,出现炎性改变;造模组血清 CRP 及血清 IL-1α、IL-6、TNF-α 明显高于对照组,INF-γ 则明显低于对照组。已成功建立急性乳腺炎大鼠模型,可用于药物治疗大鼠急性乳腺炎的病理学、组织学、免疫学等方向的研究,为进一步深入研究阳和汤加减对大鼠血清各炎症细胞因子及炎症相关蛋白的基因表达、对炎症相关信号转导通路的影响奠定了动物模型基础。

第二节　温通法配合穿刺抽脓术治疗乳痈的临床观察及分析

(一)临床观察

1. 临床资料

1)病例来源

病例来源为 2008 年 3 月至 2015 年 1 月浙江省中医院乳腺病中心门诊及桐乡、德清门诊患者。

2)一般情况

急性乳腺炎患者 285 人,设为对照组,均来自浙江省中医院乳腺病中心门诊,全部为女性,年龄为 28～45 岁,平均(35±5)岁,病程 1～5 天,9 例为经产妇。治疗组年龄最大者 39 岁,最小者 23 岁。未成脓者 226 人,已成脓者 59 人。

浙江省中医院乳腺病中心门诊部分随机使用青霉素的患者及桐乡、德清门诊患者共计 63 人,设为对照组(即青霉素对照组),其中 57 例为初产妇,6 例为经产妇。对照组年龄最大者 37 岁,最小者 20 岁。未成脓者 48 人,已成脓者 15 人,治疗过程中均无不良反应。

3)诊断标准

参照 1994 年国家中医药管理局颁布的《中医病证诊断疗效标准》。

①初期乳房内有疼痛性肿块,皮肤不红或微红,排乳不畅,可有乳头破裂、糜烂。化脓时乳房肿痛加重,肿块变软,有应指感,溃破或切开引流后,肿痛减轻。如脓液流出不畅,肿痛不消,可有传囊之变。溃后不收口,渗流乳汁或脓液,可形成乳漏。

②多有恶寒发热、头痛、周身不适等。

③患侧腋下可有臖核肿大疼痛。

④患者多数为哺乳期妇女,尤以分娩后未满月的初产妇为多见。

⑤血白细胞总数及中性粒细胞计数增高。

4)疗效评价

根据经过大量临床验证及专家共识认可的 Lou's 乳痈疗效评价量化积分表,对患者的每次就诊情况进行疗效评价积分,按照疗效指数判定。

(1)疗效指数　疗效指数(n)=(治疗前总积分-治疗后总积分)/治疗前总积分×100%。

(2)积分疗效评价

治愈:疗效指数≥90%。

显效:疗效指数为 70%～89%。

有效:疗效指数为 30%～69%。

无效:疗效指数<30%。

显效与有效的总和即为好转。

5)纳入标准

①符合 1994 年国家中医药管理局发布的《中医病证诊断疗效标准》中乳痈的诊断标准。

②哺乳期妇女。

③门诊初诊患者。

6)排除标准

①内吹乳痈或不乳儿乳痈,如西医的慢性乳腺炎、浆细胞性乳腺炎、乳腺脂肪坏死等。

②过敏体质或对本药过敏者。

③合并有心血管、脑血管、肝、肾和造血系统等严重原发性疾病,糖尿病或精神病患者。

④不符合纳入标准、未按规定用药、无法判断疗效或资料不全等影响疗效或安全性判断者。

7)剔除标准

①未按规定用药、无法判断疗效或资料不全等影响疗效者。

②受试者依从性差、未完成随访或因其他原因退出者。

2. 方法

1)治疗方法

按照非随机平行对照原则,将其分为治疗组和对照组。

(1)治疗组　熟地黄 12 g、麻黄 6 g、白芥子 12 g、姜炭 6 g、路路通 12 g、鹿角片(先煎)12 g、王不留行 12 g、甘草 6 g。每日 1 剂,水煎,分早晚 2 次服用,7 天为 1 个疗程。成脓者同时行穿刺抽脓术。

(2)对照组 青霉素钠粉针剂 800 万 U 静脉滴注,每日 2 次,7 天为 1 个疗程。成脓者同时行穿刺抽脓术。

(3)穿刺抽脓术 B 超定位,在脓腔最低部位标记。患者取平卧位,常规消毒患乳,用 12 号针头从标记处进针抽脓。脓液稠厚难抽者,将生理盐水注入脓腔,使脓液稀释后再次抽取,直至抽出液体基本变清为止。术后压迫针孔 1~2 min 止血,用无菌敷料敷贴,每周 1 次至 B 超提示脓腔消失为止。有 2 个以上脓肿时,同法分别处理。隔天抽吸、冲洗 1 次,直至抽吸无内容物,单用温通法中药内服。穿刺的同时行脓液培养及药敏检查。

2)观察指标

①乳房疼痛程度、皮肤红肿范围、皮温。

②乳房肿块范围(cm^2)。

③B 超。

④血液检查:血常规(WBC、NE%、LYM%),CRP。

⑤脓液培养及药敏检查。

3)统计分析方法

采用 SPSS17.0 for Windows 统计软件包,计量资料采用 t 检验,等级资料采用秩和检验。

3. 结果

1)治疗前治疗组和对照组相关情况比较

在临床上多种因素可能对本病的治疗结果产生影响,为此笔者对各组病例的一般情况和临床指标进行比较,结果如下。

(1)治疗前两组相关因素比较 具体见表 4-1。

表 4-1 治疗前两组相关因素比较($\overline{X} \pm S$)

组别	N	年龄/岁	病程/天	肿块范围/(cm^2)
对照组	63	28.41±3.78	13.65±11.49	34.13±33.29
治疗组	285	27.68±3.24*	14.28±11.27*	35.58±36.14*

注:* 与对照组相比,$P > 0.05$。

由表 4-1 可见,治疗组年龄平均为(27.68±3.24)岁,对照组平均(28.41±3.78)岁;治疗组病程最长 60 天,最短 1 天,平均(14.28±11.27)天,对照组病程最长 53 天,最短 1 天,平均(13.65±11.49)天;治疗组肿块范围最大值为 204 cm^2,最小值 2 cm^2,平均范围(35.58±36.14)cm^2,对照组肿块范围最大值为 196 cm^2,最小值 4 cm^2,平均范围(34.13±33.29)cm^2,治疗组和对照组在年龄、病程及肿块范围方面具有可比性,无统计学差异。

（2）治疗前两组客观指标比较　具体见表4-2。

表4-2　治疗前两组 WBC、NE%、CRP 情况比较($\overline{X}\pm S$)

组别	N	WBC/($\times10^9$/L)	LYM%/(%)	NE%/(%)	CRP/(mg/L)
对照组	63	9.46±2.84	18.44±3.67	69.93±13.36	18.37±26.75
治疗组	285	9.57±2.61*	19.65±2.65	68.71±17.34*	19.67±29.92*

注：* 与对照组相比,$P>0.05$。

从表4-2可见,治疗组 WBC 平均为$(9.57\pm2.61)\times10^9$/L,对照组为(9.46 ± 2.84) $\times10^9$/L,治疗组 LYM% 平均为 19.65%±2.65%,对照组 18.44%±3.67%,治疗组 NE% 平均为 68.71%±17.34%,对照组 69.93%±13.36%,治疗组 CRP 平均为(19.67 ±29.92)mg/L,对照组(18.37±26.75)mg/L,治疗组和对照组之间无显著性差异($P>$ 0.05),即在客观指标上两组具有可比性。

总之,对两组年龄、病程、肿块范围及 WBC、NE%、LYM%、CRP 等指标进行统计分析,均无统计学意义,因此在治疗前两组具有可比性。

2）治疗后治疗组和对照组疗效评价

（1）治疗组和对照组的总体疗效比较　具体见表4-3、图4-1。

表4-3　治疗组和对照组的总体疗效比较

组别	N	治愈	好转	无效
对照组	63	42	10	11
治疗组	285	264*	21	0

注：* 与对照组相比,$P<0.01$。

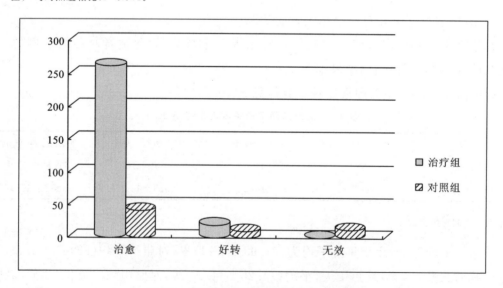

图4-1　治疗组和对照组的总体疗效比较

注:书中柱状图为制图软件析出,圆柱与坐标轴数值立体对应。

从表4-3、图4-1中可见,治疗组治愈率为 92.63%,对照组治愈率为 66.67%,治疗组总有效率达 100%,而对照组为 82.54%,两组之间总体疗效具有显著性差异($P<0.01$),治疗组疗效优于对照组。

(2)治疗前后 WBC、NE%、CRP 情况比较 具体见表 4-4。

表 4-4 治疗前后治疗组 285 例 WBC、NE、CRP 情况比较

组别		N	WBC/($\times10^9$/L)	NE%/(%)	CRP/(mg/L)
对照组	治疗前	63	9.46 ± 2.84	69.93 ± 13.36	18.37 ± 26.75
	治疗后		$6.98\pm2.03^*$	$58.17\pm12.83^*$	$2.59\pm13.68^*$
治疗组	治疗前	285	$9.57\pm2.61^{\#}$	$68.71\pm17.34^{\#}$	$19.67\pm29.92^{\#}$
	治疗后		$7.13\pm1.74^*$	$57.12\pm14.61^*$	$2.02\pm2.38^*$

注:* 与同组治疗前相比,$P<0.05$;# 与对照组治疗前相比,$P>0.05$。

由表 4-4 可见,治疗前对治疗组和对照组 WBC、NE%、CRP 指标进行统计分析,两者之间无显著性差异($P>0.05$),即在客观指标上两组具有可比性。

对治疗组治疗前后 WBC、NE%、CRP 指标进行统计分析,治疗前后 WBC、NE%、CRP 指标具有显著性差异($P<0.05$)。

对对照组治疗前后 WBC、NE%、CRP 指标进行统计分析,治疗前后 WBC、NE%、CRP 指标有显著性差异($P<0.05$)。

(3)治疗组和对照组未成脓病例临床疗效比较 具体见表 4-5、图 4-2。

表 4-5 治疗组和对照组未成脓病例临床疗效比较

组别	N	治愈	好转	无效
对照组	48	29	10	9
治疗组	226	219*	7	0

注:* 与对照组相比,$P<0.05$。

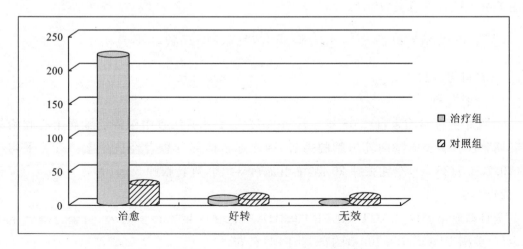

图 4-2 治疗组和对照组未成脓病例临床疗效比较

由表 4-5、图 4-2 可见,未成脓病例中,治疗组治愈率为 96.90%,对照组治愈率为

60.42%,治疗组有效率为100.00%,对照组为81.25%。即在未成脓病例中,治疗组的临床疗效明显优于对照组。

(4)治疗组和对照组成脓期病例临床疗效比较　具体见表4-6、图4-3。

表4-6　治疗组和对照组成脓期病例临床疗效比较

组别	N	治愈	好转	无效
对照组	15	10	2	3
治疗组	59	47*	12	0

注:* 与对照组相比,$P<0.05$。

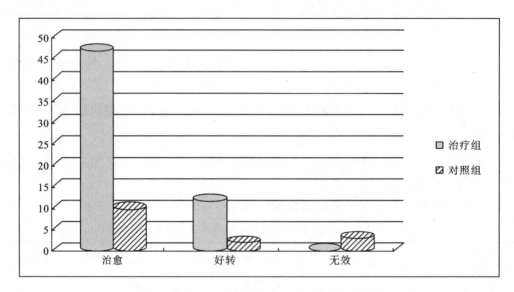

图4-3　治疗组和对照组成脓期病例临床疗效比较

由表4-6、图4-3可见,成脓期病例中,治疗组治愈率为79.66%,对照组为66.67%,两组差异无统计学意义($P>0.05$)。

(二)59例急性乳腺炎患者成脓期脓液培养加药敏结果分析

1. 材料与方法

1)一般资料

59例脓液标本均来自2008年3月至2012年1月浙江省中医院乳腺病中心收治的哺乳期急性乳腺炎成脓期乳房脓肿患者,抽取标本前部分患者经抗生素治疗。平均年龄(29.72±5.26)岁,左乳脓肿20例,右乳脓肿34例,双乳脓肿5例。

2)仪器

全自动血培养仪(BACT/ALERT®3D),购自法国生物梅里埃公司;全自动微生物鉴定仪(美国PHOENIX-100),购自美国BD公司。

3)培养基

血平板培养基、巧克力平板培养基,均购自法国生物梅里埃公司。

4）方法

标本的分离培养均严格按照《全国临床检验操作规程》的要求进行。选取哺乳期乳房脓肿的患者,局部行脓肿穿刺,抽取脓液,分别注入两个增菌培养瓶中,置入全自动血培养仪中分别进行需氧和厌氧培养,待培养仪报警阳性后,抽取少许培养液,转种到血平板和巧克力平板培养基上,置于 35 ℃培养箱中孵育 18～24 h,挑取菌落,采用全自动微生物鉴定仪,依据美国临床和实验室标准化协会(CLSI)规则,进行细菌鉴定和药敏试验。

2. 结果

1）59 例哺乳期乳房脓肿患者致病菌分布情况

急性乳腺炎的致病菌种类繁多,主要致病菌为金黄色葡萄球菌。59 例脓液标本中无细菌生长者为 18 例(30.51%),分离出致病菌 41 株(69.49%),其中金黄色葡萄球菌 31 株,占致病菌总数的 75.61%,结果见表 4-7、图 4-4。

表 4-7　59 例脓液标本培养结果

细菌名称	株数	百分比/(%)
金黄色葡萄球菌	31	52.54
表皮葡萄球菌	6	10.17
人葡萄球菌	1	1.69
缓症链球菌	1	1.69
路邓葡萄球菌	1	1.69
痤疮丙酸杆菌	1	1.69
培养无细菌生长	18	30.51
合计	59	100

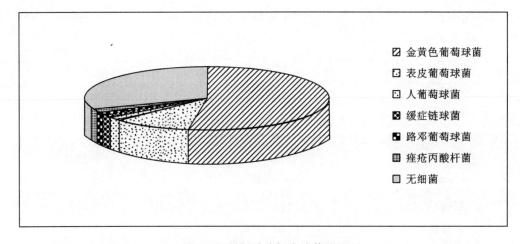

图 4-4　59 例脓液标本培养结果

2）31 株金黄色葡萄球菌的耐药性分析

该致病菌对阿莫西林、青霉素 G、阿奇霉素具有较强的耐药性,耐药率分别为 94.44％、84.21％和 68.42％;对庆大霉素、利福平、呋喃妥因、喹奴普汀、万古霉素、米诺环素、替加环素、替考拉宁、复方新诺明、左旋氧氟沙星、苯唑西林、莫西沙星、四环素和头孢呋辛较为敏感,敏感率分别为 100.00％、100.00％、100.00％、100.00％、100.00％、100.00％、100.00％、100.00％、100.00％、94.73％、94.12％、94.40％、73.68％、73.68％。结果详见表 4-8、图 4-5。

表 4-8　31 株金黄色葡萄球菌的药敏结果

抗生素	敏感率/（%）	耐药率/（%）
阿莫西林/棒酸	73.68％	26.32％
阿莫西林	5.56％	94.44％
青霉素 G	15.79％	84.21％
氨苄西林	40.00％	60.00％
阿奇霉素	31.58％	68.42％
头孢吡肟	73.68％	26.32％
头孢噻肟	73.68％	26.32％
环丙沙星	100.00％	—
克林霉素	36.84％	63.16％
红霉素	31.58％	68.42％
庆大霉素	100.00％	—
亚胺培南	73.68％	26.32％
利福平	100.00％	—
呋喃妥因	100.00％	—
苯唑青霉素	70.59％	29.41％
喹奴普汀	100.00％	—
万古霉素	100.00％	—
米诺环素	100.00％	—
替加环素	100.00％	—
替考拉宁	100.00％	—
复方新诺明	100.00％	—
左旋氧氟沙星	94.73％	5.27％
苯唑西林	94.12％	5.88％
莫西沙星	94.40％	5.60％
四环素	73.68％	26.32％
头孢呋辛	73.68％	26.32％

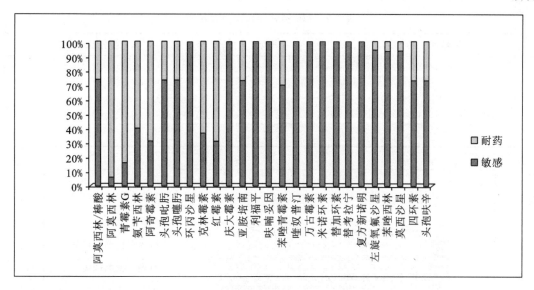

图 4-5　31 株金黄色葡萄球菌的药敏结果

(三) 226 例急性乳腺炎患者乳汁培养加药敏结果分析

1. 材料与方法

1) 标本来源

226 例乳汁标本均来自 2008 年 3 月至 2011 年 3 月浙江省中医院乳腺病中心收治的急性乳腺炎患者,取标本前大多数经抗生素治疗,平均年龄(30.42±6.59)岁。

2) 仪器

全自动血培养仪(BACT/ALERT®3D),购自法国生物梅里埃公司;全自动微生物鉴定仪(美国 PHOENIX-100),购自美国 BD 公司。

3) 培养基

血平板培养基、巧克力平板培养基,均购自法国生物梅里埃公司。

4) 方法

标本的分离培养均严格按照《全国临床检验操作规程》要求进行。取急性乳腺炎患者的乳汁标本,分别注入两个增菌培养瓶中,置入全自动血培养仪中分别进行需氧和厌氧培养,待培养仪报警阳性后,抽取少许培养液,转种到血平板和巧克力平板培养基上,置于 35 ℃培养箱中孵育 18~24 h,挑取菌落,采用全自动微生物鉴定仪,依据美国临床和实验室标准化协会(CLSI)规则,进行细菌鉴定和药敏试验。

2. 结果

1) 226 例急性乳腺炎患者致病菌分布情况

急性乳腺炎的致病菌种类繁多,主要致病菌为金黄色葡萄球菌。226 例乳汁标本中无细菌生长者为 190 例(84.07%),分离出致病菌 36 株(15.93%),其中金黄色葡萄球菌

28株,占致病菌总数的77.78%,结果详见表4-9、图4-6。

表4-9　226例乳汁标本培养结果

细菌名称	株数	百分比/(%)
金黄色葡萄球菌	28	12.39
表皮葡萄球菌	8	3.54
培养无细菌生长	190	84.07
合计	226	100

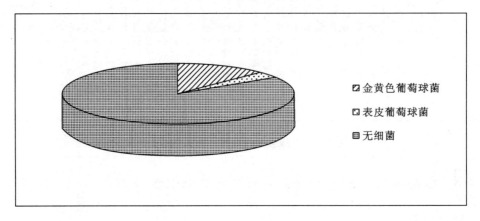

图4-6　226例乳汁标本培养结果

2）28株金黄色葡萄球菌的耐药性分析

该致病菌对阿莫西林、青霉素G和红霉素具有较强的耐药性,耐药率分别为100%、90%和50%;对利福平、万古霉素、利奈唑烷、呋喃妥因、左旋氧氟沙星、庆大霉素、复方新诺明和苯唑西林较为敏感,敏感率分别为100.00%、100.00%、100.00%、100.00%、90.90%、90.40%、87.5%和83.33%。具体见图4-7、表4-10。

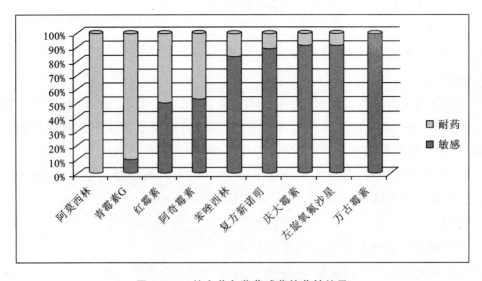

图4-7　28株金黄色葡萄球菌的药敏结果

表 4-10 28 株金黄色葡萄球菌的药敏结果

抗生素	敏感率/(%)	耐药率/(%)
阿莫西林	0	100
青霉素 G	10	90
红霉素	50	50
阿奇霉素	52.38	47.62
苯唑西林	83.33	16.67
复方新诺明	87.5	12.5
庆大霉素	90.40	9.6
左旋氧氟沙星	90.90	9.1
万古霉素	100	0

(四)典型病例

1)病例介绍

杨某,27 岁,因"产后 43 天,发现左乳肿块 31 天、红肿 20 天"就诊,患者足月顺产后哺乳,乳汁量少,质稠,乳汁排出欠通畅,哺乳 12 天后出现左乳肿块,1 cm×1 cm 左右,后逐渐增大,10 天后肿块表面红肿,有发热,最高体温 38.8 ℃,至他院服清热解毒中药 14 剂,未见好转,遂就诊。

初诊:2010-3-25 就诊时查左乳肿块范围为 8.5 cm×8 cm(图 4-8)。血液检查提示 WBC 总数为 $18.8×10^9$/L,NE% 为 87%,CRP 为 120 mg/mL,ESR 为 48 mm/h;B 超提示脓肿形成(图 4-9);予穿刺抽脓,抽出 85 mL 脓血性液体(图 4-10),进行脓液培养。予温通法中药治疗。

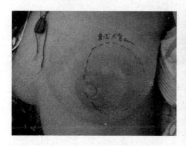

图 4-8 2010-3-25 初诊照片　　图 4-9 2010-3-25 初诊 B 超　　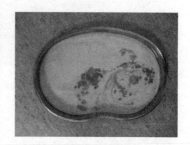 图 4-10 2010-3-25 初诊抽出脓液

二诊:2010-4-1 就诊时查左乳肿块范围为 6 cm×5 cm(图 4-11)。血液检查提示 WBC 总数为 $10.8×10^9$/L,NE% 为 75%,CRP 为 68 mg/mL,ESR 为 21 mm/h;B 超提示脓肿形成(图 4-12);予穿刺抽脓,抽出 30 mL 脓血性液体(图 4-13),同时返回初诊脓液培养结果提示:金黄色葡萄球菌。继续予温通法中药治疗。

三诊:2010-4-12 就诊时查左乳肿块范围为 4.5 cm×3.5 cm(图 4-14)。血液检查提示:WBC 总数为 $8.2×10^9$/L,NE% 为 70%,CRP 为 68 mg/mL,ESR 为 8 mm/h。B 超

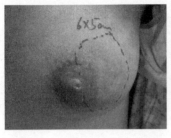
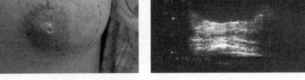
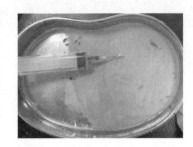

图 4-11　2010-4-1 二诊照片　　图 4-12　2010-4-1 二诊 B 超　　图 4-13　2010-4-1 二诊抽出脓液

提示脓肿仍有(图 4-15);予穿刺抽脓,抽出 7 mL 脓血性液体(图 4-16)。继续予温通法中药治疗。

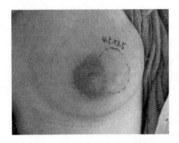
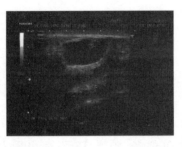
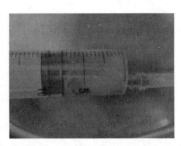

图 4-14　2010-4-12 三诊照片　　图 4-15　2010-4-12 三诊 B 超　　图 4-16　2010-4-12 三诊抽出脓液

四诊:2010-5-10 就诊时查原左乳肿块消散(图 4-17),血常规已正常,故未查,B 超提示未见明显肿块(图 4-18),患者愈。

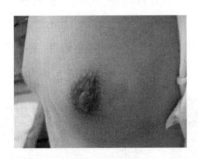
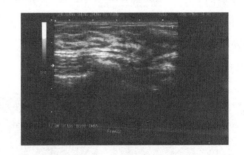

图 4-17　2010-5-10 四诊照片　　　　图 4-18　2010-5-10 四诊 B 超

2)分析、讨论及体会

本例患者处于急性乳腺炎成脓期,现代医学的治疗原则是消除感染、排空乳汁,多采用抗生素(首选青霉素)治疗急性乳腺炎,脓肿形成后,主要治疗措施是切开引流,及时排脓。患者用清热解毒中药病情未见好转,脓液培养及药敏试验提示金黄色葡萄球菌感染,莫西沙星敏感。而莫西沙星为哺乳期禁用抗生素,故住院期间未采用抗生素治疗,予中药内服,温阳通络,托里透脓,效果明显。患者处于急性乳腺炎成脓期,脓腔深及乳后间隙,波及全乳,如若切开排脓则范围将至全乳,大创面换药后乳房变形程度严重。楼氏点评:本案采用细针穿刺抽脓,避免了切开排脓及大创面换药带来的痛苦,减轻了患者的经济负担,但穿刺抽脓后脓腔内必然残留大量坏死组织及少量脓液,配合中药内服，能改善微循环，增加毛细血管的通透性，缓解微循环障碍；同时可改变血液流变学的性质，促进病灶周围的炎症吸收，还可促进药物有效成分的吸收并发挥作用，保证了穿刺抽脓的成功率，大大缩短了病程，保持了乳房的良好外观。

（五）关于楼氏名医学术思想总结

名医学术经验是中医学宝库的重要组成部分。名老中医经验，是经过多年临床实践和许多成功案例才总结而成，它的有效性是实实在在的。但是由于个人实践具有一定时间和空间上的局限性，有效性的评价也主要来源于医者自身和患者，具有较强的个人色彩。因此，是否能推广应用于更大的范围，理应用较为客观的方法去检验和评价。中医学的发展需要运用循证医学手段，以探求疾病诊治的普遍规律和检验既往经验的合理性；中医学的发展更离不开专家的经验，为循证医学提供临床证据的素材，为病情复杂的患者提供高水平的个体化诊疗方案。楼氏正是将循证医学和宝贵的临床经验相结合，为患者提供了最好的、最具个体化特色的治疗方案，也为我们学生上了一堂很好的教育课。中医需要继承，更需要不断创新，改变思维模式。目前，高等中医院校除成批量地培养出兼通中西医两套知识的人才以满足社会医疗服务需求外，也不断地暴露出中医特色严重不足的缺陷。由于对中医传统教育的特点缺乏系统地研究和总结，教学模式较多地照搬西医院校的模式，忽视了中国传统文化及其相关特色学科知识的学习，淡化了临床素质和技能的培养，中医药学的基础知识也不够扎实，出现学生"千人一面"、重理论轻实践、缺乏学术争鸣等一些不切合中医发展的现象。中医师承教育是中医健康发展、培养育人的有效手段，各代中医名家大多沿袭和实践这样的学习和成才之路。因此对名老中医治疗重大疾病的学术思想与临证经验的继承是其中关键要素之一。

大凡一门科学都有高墙隔堵，必须觅其门径，穿墙而已，治学宜有师承，然师门岂易入，仁术岂易得。赵虹虽系楼氏首届硕士研究生、博士研究生，并有幸能成为楼氏的学术思想继承人，但仍觉得仅学皮毛。10余年来赵虹跟随导师上门诊、进病房，亲阅乳痈患者无数，楼氏温通法治疗乳痈的疗效卓著。其临证经验丰富，有大量的临床医案，一直有心总结其临证经验，以期不断提高自己的中医临证水平。

在随诊期间，楼氏不厌其烦地教导笔者要以"经典"奠基，让笔者温习经典。治疗乳痈宜用温通法，也是有"经典"基础的，如温通法是以温阳、通阳达温散、温消、温通目的的治疗方法。"温"能散寒，寒去则血脉自通，"通"能荡涤瘀乳，使败乳、毒热排出，疏表邪以通卫气，通乳络以去积乳，和营血以散瘀滞，行气滞以消气结，通腑实以泄胃热，均属于"通"的具体运用。人体应以阳气为根本，阳主阴从，人的一切外在生命活动皆是靠阳气的温煦而进行的。《素问·生气通天论》曰：阳气者，若天与日，失其所，则折寿而不彰。从根本上强调了维护人体阳气的重要意义。《外科冯氏锦囊秘录精义》中云"乳性本清冷，勿用寒凉药"，且中医认为"产前一团火，产后一块冰"，故治疗上亦宜宗"产前宜凉，产后宜温"的治疗大法等。楼氏的温通法方药中由外科经典名方阳和汤作为主方。楼氏讲解这个名方时,经常提到名医王洪绪无私贡献的几个名方。现今,楼氏也为笔者医院无偿提供了有自己 30 余年治疗经验体会的"乳腺一～八号"方。楼氏讲解方中以麻黄配熟地黄,熟地黄得麻黄则不黏滞,不仅能滋阴补血,填精补髓,并能通血脉,温肌腠;麻黄温通发散,气味清轻,外可宣透皮毛腠里,内可深入积痰凝血,得熟地黄则通络而不发表;鹿角片补血益精,温肾助阳,与熟地黄配伍则鹿角片得补阴的熟地黄而有充足的物质基础供其生化,熟地黄得补阳的鹿角片才有生化之机,亦即"阳无阴无以生,阴无阳无以化"之意;姜炭温肌肉,入营血;白芥子善祛皮里膜外之痰,能祛寒湿痰邪;路路通、王不留行疏经通络;炙穿山甲片、煅瓦楞子、皂角刺、昆布软坚散结;甘草解毒,调和诸药。全方温阳通络、软坚散结,每获良效。

楼氏为医精诚,对于形成脓肿者,为防破坏乳房的美观,不轻易手术,而有其独到的见解和丰富的临床经验。楼氏认为温通法可使经脉通畅、乳络畅通,为乳汁之排出疏通道路,亦使邪气有出路。配合穿刺抽脓就可使即成脓毒外排,之后脓腔内如有残留坏死组织,利用温通法不仅可使脓液排出通畅,还可以促进坏死组织的吸收。穿刺抽脓不损患处美观,尤适合当今人们追求形象美的迫切心愿。楼氏自身要求完美,因此对患者的手术在美学要求上精益求精,即使不得不手术解决的脓肿,也能化腐朽为神奇,术中不断地推敲手术方式,做到手术的尽善尽美。

楼氏以德服人,以德授人,让笔者时时刻刻能感受到她作为医者的个人魅力。楼氏临证思路清晰、思维敏锐,总结其在乳痈治疗方面的经验,创造性地提出"乳痈实属标阳本阴之证,乳积寒凝,实当温阳通散;即使脓成,亦应穿刺抽脓,免除刀圭之苦,以温通法贯彻始终"。

(六)中医治疗乳痈历史沿革及笔者的认识及研究

古代中医文献中乳痈之名最早见于晋·皇甫谧《针灸甲乙经》,载有"乳痈有热,三里主之",首次提出用针灸法治疗乳痈。元·朱丹溪《丹溪心法》中关于乳痈的论述:乳房,阳明所经,乳头,厥阴所属。乳子之母,不知调养,怒忿所逆,郁闷所遏,厚味所酿,以致厥阴之气不行,故窍不得通,而汁不得出,阳明之血沸腾,故热甚而化脓。阐明了乳痈的病因病机。元明清各大医家大多认为乳痈乃气滞热壅、热毒炽盛而成,治宜"疏厥阴之滞,以青皮清阳明之热,细研石膏,行污浊之血,以生甘草之节,消肿导毒,以瓜蒌子,或加没药、青橘叶、皂角刺、金银花、当归,或汤或散,或加减,随意消息,然须以少酒佐之"。部分医家在总结前人经验的基础上,对乳痈的辨治较为详细。杨清叟《仙传外科集验方》对乳痈的治疗宜忌有详细论述,认为乳痈"初发之时,切不宜用凉药冰之,盖乳者,血化所成不能漏泄,遂结实肿核,其性清寒",但用"南星、姜汁酒二药调匀敷,即可内消",否则"若为冷药一冰,凝结不散,积久而外血不能化乳者,方作热痛,蒸逼乳核而成脓,其苦异常",第一次明确提出乳痈之治不可妄用凉药,否则可能会造成"凝结不散"的局面。

中医治疗乳痈,大多主张以寒凉为主。寒凉派认为乳痈之成,外因为产后哺乳,乳头破损,风毒之邪入络,内因为厥阴之气不行,阳明经热熏蒸,肝郁与胃热相互影响,引起乳汁瘀积、乳络阻塞、气血瘀滞、化热酿毒以致肉腐成脓,所以乳痈的治疗大多用瓜蒌牛蒡汤、仙方活命饮、五味消毒饮之类清热解毒之品,验之临床也有一定疗效,但同时由于寒凉药物的应用,使得一部分乳母出现脾胃受损、乳汁减少和乳房僵块。笔者通过对文献的检索,发现也有一部分医家支持使用温通法治疗乳痈。他们认为乳痈发病虽有局部红肿热痛、全身发热等一派热象,但其乃病之标。高秉钧在《疡科心得集·辨乳痈乳疽论》云:况乳本血化,不能漏泄,遂结实肿,乳性清寒,又加凉药,则肿硬者难溃脓,溃脓者难收口矣。然仅用温里祛寒、温补阳气不足以折其有余之邪、补其不足之阳,还需用辛散通达之品温化、温散、温消寒邪所致的病理产物,使阳气通达全身,是谓温通法。温通法治疗乳痈验之临床有效率在98%以上,而且很好地解决了乳母脾胃受损、乳汁减少和乳房僵块的问题。

温通法虽然能治疗急性乳腺炎,但对其他感染性炎症的治疗则清热法明显优于温通法。为什么急性乳腺炎貌似实热证,而更适于用温通法治疗呢?为此笔者也深感不解,通过长期临床实践和对文献的学习和思考,笔者得出了以下的认识。

第一,临床有两类炎症,一类是由病原微生物引起的感染性炎症,一类是非感染性炎症;感染性炎症宜用清热法治疗,而非感染性炎症则宜用温通法治疗。从中医学角度来看,清热法治疗的是外邪引起的实热证,病属阳证、热证,如急性呼吸道感染、急性腹膜炎等;而温通法恰好相反,是治疗久病不愈的阴寒证,病属阴证、寒证,比如阴疽、关节炎等。那么急性乳腺炎究竟属于阴证还是阳证呢?那就要看急性乳腺炎是怎么形成的。引起急性乳腺炎有两个因素,一是由于乳头发育不良、乳汁过多或婴儿吸乳少、乳汁中大量脱落上皮细胞和组织碎屑引起乳管堵塞等原因造成的乳汁瘀积,使生理性乳汁变成病理性产物,从而引起炎症反应;二是乳头破损或被婴儿吸吮损伤,使病菌侵入乳管,上行至腺小叶而致感染,感染后的乳腺导管产生应激反应,与乳汁一起导致阻塞。因此乳汁瘀积可能是急性乳腺炎发病的主要原因。

第二,乳腺组织不同于人体的其他组织,它受多种激素的调节,特别是受垂体-性腺激素的调节。急性乳腺炎多发于产后哺乳期,由于女性妊娠期间,体内激素发生了很大的变化,特别是孕激素水平持续增高,当妊娠结束后,孕激素突然减少,取而代之的是催乳素分泌增加,从而使机体的状态,特别是乳腺组织发生了很大的变化。正如古人所云"产前一盆火,产后一块冰",因此中医学明确提出妇女"产前不宜热,产后不宜凉"的治疗法则和膳食调理原则。古代著名医家王洪绪在《外科证治全生集·痈疽总论》中提出:世人但知一概清火而解毒,殊不知毒即是寒,解寒而毒自化,清火而毒愈凝。然毒之化必由脓,脓之来必由气血,气血之化,必由温也,岂可凉乎。由此可见妇女产后的生理特点是与机体的内分泌状态密切相关的,也是被临床和民间所证明的,具有充分的科学根据。

第三,乳腺是一个外分泌组织,它的功能是分泌乳汁,提供婴儿生长所需营养物质,中医学认为乳性清寒,乳汁是清寒之物。古代著名医家高秉钧在《疡科心得集·辨乳痈乳疽论》中指出:况乳本血化,不能漏泄,遂结实肿,乳性清寒,又加凉药,则肿硬者难溃脓,溃脓者难收口矣。对急性乳腺炎如果应用寒凉药物或者抗生素治疗,寒主收敛,虽然能抑制细菌生长,使炎症消退,但可能导致乳汁壅滞不消,从而造成乳房僵块,长期迁延不愈,亦可转化为阴证。笔者对急性乳腺炎患者的乳汁行细菌培养,82％为阴性,9％检出金黄色葡萄球菌;对脓汁进行细菌培养,42％为阴性,40％检出金黄色葡萄球菌。因此抗生素在治疗急性乳腺炎时往往面临了无菌可抗的尴尬局面,同时适用于哺乳期的抗生素对金黄色葡萄球菌又不起作用,对金黄色葡萄球菌敏感的抗生素又有不利于婴儿生长等副作用,不宜在哺乳期使用,因此抗生素的实际效果欠佳。

第四,哺乳期易发生急性乳腺炎,起因是乳汁不畅引起壅滞,其后可能是哺乳过程中引起继发感染,因此乳汁不通是病之本,其后的感染是病之标,因此治病必治其本。急性乳腺炎虽然表现为红肿热痛,但笔者认为本质上属标阳本阴证,因此在治疗上宜热而不宜凉、宜通而不宜塞。30余年的临床实践证明温通法治疗急性乳腺炎的效果大大优于清热法和抗生素疗法。

楼氏在乳腺疾病方面,潜心钻研30多年,尤其是在炎性乳腺病的研究和临床方面,在全国独树一帜,其"温通法治疗乳痈"在业内一直广为称颂,使用阳和汤加减治疗乳腺急性炎症,包括哺乳期急性乳腺炎、非哺乳期乳腺炎和乳房外伤感染引起的乳腺炎收到奇效。有些患者乳房局部红肿热痛,全身表现为畏寒发热、脉数、舌红苔腻等一派热象,从中医理论上来说应属阳和汤的严格禁忌证,但在临床上治疗有效率可达95％以上,屡试不爽,并且没有毒副作用,适合哺乳期妇女服用。笔者在楼氏的带领下,经过了多年临床治疗与研究,2002年—2004年设计应用阳和汤对实验性感染动物抗感染作用、小鼠耳廓肿胀作用和临床急性乳腺炎治疗作用等实验,从三个方面对阳和汤治疗感染性疾病进行研究,并进行初步的临床观察;笔者通过对本院门诊符合条件的127例乳痈患者的临床资料的分析,初步制订了临床病例资料采集表;2008年—2010年进行了Lou's乳痈疗效评价量化积分表的初步研制,并进行临床考评,以考核Lou's乳痈疗效评价量化积分表在临床中的应用价值,使乳痈的疗效评价方法得以量化,力求其结果客观、准确,并在该积分表的基础上,观察了大量的急性乳腺炎患者;并于2009年—2011年运用德尔菲法,初步制订乳痈(急性乳腺炎)临床最佳诊疗方案,为完成乳痈中医临床证治优化方案的编写内容提供参考依据,同时也为临床上规范化治疗乳痈提供参考;在此基础上,楼氏在2008年申报了浙江省中医药管理局单病种管理规范课题——乳痈中医临床证治优化方案示范研究(项目编号2008GA002),在2011年申报了浙江省中医药管理局急性乳腺炎中西医结合单病种诊疗规范研究(项目编号2011ZB043),制订了乳痈的中医、中西医单病种管理规范。

楼氏做了大量临床及科研工作,一直致力于乳腺病的临床诊治及科研工作,并以温通法治疗炎性乳腺病享誉国内外,其卓越的医技及医德医品值得其培养的20余名硕士研究生、博士研究生深刻地学习及传承提高。对于形成脓肿者,楼氏有其独到的见解和丰富的临床经验。温即温煦而推动气血运行,推动有力;通即使经脉通畅,乳络畅通,为乳汁之排出疏通道路,亦使邪气有出路。穿刺抽脓之后脓腔内往往残留坏死组织,利用温通法不仅可使脓液排出通畅,还可以促进坏死组织的吸收。穿刺抽脓不损患处外观,尤适合当今人们追求形象美的迫切心愿。采用温通法中药内服以治本,穿刺抽脓以治标,标本同治。本法方法简单,疗程较短,见效快;方便易行,无须住院,可行门诊治疗,并利于哺乳;使患者免受手术痛苦,无瘢痕,治愈后乳腺外观无改变,易于被患者接受;此外治疗费用低,非常值得推广应用。

(七)关于建立 Lou's 乳痈疗效评价量化积分表、乳痈临床病例采集表的必要性

尽管中医药治疗乳痈的疗效佳,但乳痈的临床疗效评价体系不完善且不受人重视,现多采用 1994 年国家中医药管理局颁布的《中医病证诊断疗效标准》和 1993 年卫生部颁布的《中药新药临床研究指导原则(试行)》。1994 年国家中医药管理局颁布的《中医病证诊断疗效标准》中关于乳痈的疗效评价标准如下。治愈:全身症状消失,肿块消散,疮口愈合。好转:全身症状消失,局部肿痛减轻,或疮口尚未愈合。无效:反复"传囊"或形成"乳漏"。《中药新药临床研究指导原则(试行)》的疗效标准如下。治愈:乳房肿块及疼痛消失,排乳正常。有效:乳房疼痛消失,肿块消散≥30%,排乳部分通畅。无效:乳腺脓肿形成。现有的临床疗效评价标准多注重患者的主观感受,缺乏客观指标,且主观感受粗放,描述不确定,未进行细化及量化分析,因此对乳痈治疗中的症状体征改变过程无法进行细致的观察及药物的适时调整。为了了解乳痈发病时的主要症状体征、促使患者就诊的主要原因,直观地观察药物治疗乳痈后的症状体征的改变,适时进行药物的调整,需建立临床有效的乳痈疗效评价标准。量化积分表包括症状、体征和实验室指标,按照其所出现的比例,初步研制乳痈疗效评价量化积分表,进行临床考评,以考核乳痈疗效评价量化积分表在临床中的应用价值,并且观察温通法治疗前后的病情变化,并将通过乳痈疗效评价量化积分表进行的疗效评价结果与通过《中医病证诊断疗效标准》进行的疗效评价结果进行比较,验证此积分表的准确性,使乳痈的疗效评价方法得以量化,力求其结果客观、准确。

(八)温通法配合穿刺抽脓术治疗乳痈的临床疗效分析

本研究中,应用温通法和青霉素治疗急性乳腺炎分别为 285 例与 63 例,治疗组治愈率 92.63%,对照组治愈率为 66.67%,治疗组总有效率达 100%,而对照组为 82.54%,两组之间总体疗效具有显著性差异($P<0.01$),治疗组疗效优于对照组。

未成脓病例中,治疗组治愈率 96.90%,对照组治愈率为 60.42%,治疗组有效率为 100.00%,对照组为 81.25%,即在未成脓病例中,治疗组的临床疗效明显优于对照组。

成脓期病例中,治疗组治愈率为 79.66%,对照组为 66.67%,两组差异无统计学意义($P>0.05$)。

CRP 是一种急性时相(期)蛋白,是反映炎症感染和疗效的良好指标。正常人血清中含量极微,而在各种急性或慢性感染、组织损伤、恶性肿瘤、心肌梗死、风湿热、活动性病变、手术损伤等情况下,CRP 可在数小时内迅速增高,随病情好转而迅速下降至正常。CRP 检测对细菌性感染疾病具有重要的临床意义,类似白细胞计数,且更敏感,结果稳定。CRP 与 WBC 存在正相关,在患者疾病发作时,CRP 可早于 WBC 而上升,恢复正常也很快,故具有极高的敏感性。

因此,温通法中药和青霉素一样具有抗炎作用,但对照组治疗后 CRP 的平均值高于正常水平,这说明对照组中部分未愈患者仍有感染存在的可能。

(九)脓液培养及乳汁培养加药敏试验的结果及意义

59 例脓液培养加药敏结果显示,18 例脓液标本行细菌培养后显示无细菌生长,占总例数的 30.51%,此结果与"急性乳腺炎多由金黄色葡萄球菌感染引起"的论点有悖。究其原因,可能与本组研究对象进行脓液培养前都经过抗生素治疗有关。由此笔者认为,抗生素固然可杀灭致病菌,但不一定能有效阻止病情的发展。分离所得的 41 株细菌中,31 株为金黄色葡萄球菌,占总致病菌的 75.61%,此结果与急性乳腺炎的主要致病菌为金黄色葡萄球菌一致。临床一般推荐使用较为安全的青霉素、头孢菌素和红霉素来治疗急性乳腺炎,然而通过对本研究中 31 例金黄色葡萄球菌的药敏结果进行分析得到:金黄色葡萄球菌对哺乳期用药相对安全的青霉素 G 和红霉素具有较强的耐药性,分别高达 84.21%、68.42%,故笔者认为此二药不应作为首选。利福平、万古霉素、左旋氧氟沙星、四环素、苯唑西林、复方新诺明和庆大霉素对金黄色葡萄球菌具有较高的敏感性,但左旋氧氟沙星、复方新诺明和四环素为哺乳期妇女禁用药。利福平当充分权衡利弊后方可使用,苯唑西林、庆大霉素和万古霉素的代谢产物均可由乳汁排出,为哺乳期慎用药,应用时当暂停哺乳。而无论采用手法排空或吸奶器排空均不及乳儿吸奶排空彻底,这恰好与"哺乳期乳腺炎首当排空乳汁"的治疗原则相矛盾。此时若采用中药治疗,不仅无须停止哺乳,在治疗的同时尚兼通乳之效,可谓标本兼顾。据本组统计结果显示,30.51% 的乳房脓肿脓液标本培养未见细菌生长,故脓肿形成后应常规行脓液培养及药敏试验以指导临床抗生素的使用,一旦脓液培养显示无细菌生长,则可停用抗生素。然而传统切排后需长期清创换药,病程长,存在二次感染的可能性,此时配合中医药内服外敷治疗,不仅可促进创面愈合,大大缩短病程,还可降低二次感染的风险。此外尚可采用脓肿穿刺排脓配合中药内服外敷治疗哺乳期乳房脓肿,文献报道其疗效优于传统切排配合抗生素治疗。

本病的致病菌以金黄色葡萄球菌为主,金黄色葡萄球菌、大肠杆菌等微生物可以寄生在细胞内,或在抗生素治疗后形成 L-型菌,它们在标准培养基上不生长,却可继续存在,慢性感染乳腺组织。Brouillette等发现金黄色葡萄球菌易长期潜存于乳腺上皮细胞和乳腺的其他细胞内,而抗生素通常不能进入细胞,致细胞内浓度太低而疗效不佳。抗生素对本病防治失败一般有以下几种情况:①抗生素在乳腺组织的分布较差,有效药物浓度维持时间不足或用药时间间隔太长,难以达到杀灭细菌的目的;②细菌耐药性的形成;③引起乳腺炎病原菌的菌群发生变化;④抗生素引起乳腺组织的免疫机能下降。急性乳腺炎的发病与细菌感染有关,但更与乳汁瘀积有关,因此治疗此病不同于治疗其他部位的急性炎症。

226例乳汁培养加药敏结果显示,190例乳汁标本行细菌培养后显示无细菌生长,占总例数的84.07%,分离所得的36株细菌中,28株为金黄色葡萄球菌,占总致病菌的77.78%,此结果与急性乳腺炎的主要致病菌为金黄色葡萄球菌一致。据本组统计结果显示,84.07%的乳汁标本培养未见细菌生长,故乳腺炎治疗可以不用抗生素,此时若采用中药治疗,不仅无须停止哺乳,在治疗的同时尚兼通乳之效,可谓标本兼顾。绝大多数患者担心"患了乳腺炎以后不能哺乳","医生告知可以哺乳后又担心乳汁里是否有细菌","用了抗生素以后需3天不能哺乳"等,我们都可以从乳汁培养加药敏试验中找到答案。首先在乳腺炎还未形成大脓腔的情况下仍可哺乳,且不用担心乳汁中会含有大量细菌,84.07%的乳汁标本培养未见细菌生长,故乳腺炎治疗可以不用抗生素,免受使用抗生素停止喂奶2～3天的后顾之忧。

(十)任务与展望

实践是检验真理的标准,临床实践证明温通法确能有效地治疗急性乳腺炎,但感性认识必须提高到理性认识层面才能被广泛接受和应用,这也是中医药走向世界的前提,为什么温通法治疗急性乳腺炎优于清热法至今尚未见报道,也很少有人对此进行研究。鉴于此,笔者想通过科学研究的方法重点解决以下几个问题:①急性乳腺炎本质上是属于阳证、热证,还是标阳本阴证?②急性乳腺炎与普通感染性炎症在内分泌和免疫学上有何本质区别?③清热药和温通药在急性乳腺炎的治疗中对内分泌和免疫系统产生了哪些影响?

应用温通法和清热法对急性乳腺炎进行治疗,选择对内分泌系统和免疫系统进行研究,其依据如下。

第一,乳腺组织不同于其他组织,乳腺组织受神经-内分泌的调节,因此垂体-性腺激素水平与乳腺疾病的发生、发展有密切的联系,通过测定垂体-性腺激素的水平可以分析清热药和温通药是否通过调节垂体-性腺激素起到治疗急性乳腺炎的作用。

第二,急性乳腺炎应用清热药和温通药治疗过程中都与免疫功能有关,也就是说与免疫细胞所分泌的免疫活性因子和炎症因子有关,都会引起机体免疫功能发生剧烈变化(引起免疫过度或免疫不足),通过对急性乳腺炎血清免疫细胞因子和炎性因子的测定,可以区别清热法和温通法对机体免疫功能的影响(起免疫抑制作用或免疫激活作用)。

　　笔者研究的重要意义在于改变了中医学传统的红肿热痛即热证的观念,指出乳房的特殊功能以及产后特殊的生理特点,认为急性乳腺炎属于标阳本阴证,因此采用温通法治疗明显优于清热法治疗,研究成果丰富了中医学理论,开辟了临床治疗急性乳腺炎的新途径和新方法,不仅为急性乳腺炎的中医治疗展示了有力的临床证据,也提供了实验学依据,为推广和应用温通法治疗急性乳腺炎打下了良好的基础。

(十一)小结

　　受 2011 年浙江省中医药管理局课题楼氏治疗炎性乳腺病验案总结(2011ZB038)、楼氏 2011 年浙江省中医药管理局急性乳腺炎中西医结合单病种诊疗规范研究(2011ZB043)、2008 年浙江省中医药管理局乳痈中医临床证治优化方案示范研究(2008GA002)资助,赵虹负责、参与、协助全部相关课题的进行。关于乳痈的相关研究中,首先采用文献整理方法,探析古代与现代医家对乳痈的不同认识与治疗,提出楼氏治疗的独特学术思想,通过整理楼氏温通法治疗乳痈的研究历程,学习名医在实践中出真知,从理论到实践,并从实践中创造出新的理论,再回归临床进行实践;在以往的基础上,扩大临床病例,验证乳痈临床病例资料采集表、Lou's 乳痈疗效评价量化积分表的有效性、科学性,及该法治疗的疗效。扩大新观察急性乳腺炎病例共计 348 例,通过分别分析其临床症状、体征、血常规、CRP、ESR 及临床疗效,得出结论如下:①乳痈的中医治疗具有优势和独到之处,温通法配合穿刺抽脓术治疗乳痈是中医治疗乳痈的最好方案;②温通法治疗乳痈优于青霉素治疗,可避免乳房结块,减少医疗费用支出和减轻患者痛苦;③乳痈的发病可能与细菌感染关系不大,细菌耐药性试验证明抗生素的作用有限,乳痈的发病可能与乳汁瘀积、妇女产后神经-内分泌功能失调、乳腺的特殊生理功能和组织特异性有关;④总结出"乳痈实属标阳本阴之证,乳积寒凝,实当温阳通散;即使脓成,亦应穿刺抽脓,免除刀圭之苦,并以温通法贯彻始终"的结论。

第三节　运用德尔菲法对乳痈(急性乳腺炎)临床最佳诊疗方案规范化的研究

(一)资料与方法

1. 专家组成员

(1)专家人数　20 人。

(2)专家来源　中华中医药学会乳腺病防治协作工作委员会,国家中医药管理局

"十一五"外科重点专科乳痈协作组。

(3) 专家组组成　选择专家的原则是广泛性、代表性和权威性,兼顾相关专业领域和地域分布,初步拟选择了全国共 20 名中医及中西医结合乳腺病专家。

2. 课题组成员

(1) 成员　由浙江省中医院专家小组组成,其中教授 1 名,主任医师 1 名,主治医师 1 名,研究生 2 名,共 5 名。

(2) 主要任务　通过文献研究,在总结临床专家经验的基础上,初步制订了乳痈临床诊疗方案专家咨询表,选择咨询专家进行专家咨询调查,负责咨询表分发、回收,对专家回馈资料进行统计分析及咨询结果的整理,最后制订两轮的咨询表以及总结研究结论,最终初步制订出乳痈的临床最佳诊疗方案。

3. 咨询表的制订

(1) 文献来源

①中国期刊全文数据库(CNKI),1979 年—2010 年。

②万方数据资源系统,1987 年—2010 年。

③中华医学会期刊,1998 年—2010 年。

④教材、国家中医药管理局及相关学会提供的关于乳痈诊治的论述。

(2) 制作专家咨询表及预调查　根据文献研究,选定证型、证候组成的基本条目,制作出第一轮专家咨询表(初稿)。

将初步制订的第一轮专家咨询表(初稿),向浙江省中医院院内副主任医师及以上职称的乳腺病专科临床医师(共 4 人)进行预调查。

(3) 院内专家组讨论　通过对预调查结果的统计,对第一轮专家咨询表(初稿)进行修改,并经院内专家组对预调查结果及第一轮专家咨询表(初稿)进行讨论,对其进行修订,形成第一轮专家咨询表。咨询问卷包括对乳痈辨证分型、各型证候条目的咨询,对辨证分型条目按推荐、不确定、不推荐的等级进行评价,对证候条目按主症、次症、无关症状的不同等级进行评价。

第二轮专家咨询表包括辨证论治、治法方药、专方经验治疗、外治法、疗效评价指标及评定标准。对条目重要程度及专家熟悉程度进行咨询,重要程度分为不重要、不太重要、一般重要、比较重要、非常重要五个等级,熟悉程度分为不熟悉、不太熟悉、一般熟悉、比较熟悉、非常熟悉五个等级。

4. 统计分析方法

采用 SPSS17.0 for Windows 统计软件包,分别对两轮专家咨询表反馈回的数据库进行清理、逻辑检查、数据库字段处理、生成新变量等数据的转化和整理。

(1) 专家积极系数　指专家对本项研究关心、合作的程度,专家积极系数越高,说明本项研究结果的可信度越高。计算方法:参与条目评价的专家人数占总人数的比例,即专家咨询表的回收率。回收率越高,说明专家积极系数越高。

（2）专家基本情况　包括咨询专家的地域分布、专业、从事本专业时间及职称等情况，对各个指标频数进行描述性分析。专家地域分布越广、职称及本专业的比例越高，提示专家有较高的学科代表性及专业的权威性，反映了研究结果的高可信度。

（3）第一轮咨询表中辨证分型条目的统计分析　针对咨询表的各个条目，采用频数的描述性分析。本研究中规定，咨询条目合理的专家人数占总人数70％以上，则认为该咨询条目得到大多数专家的认同，可以接受，并用柱形图的形式呈现出来。

（4）专家意见集中程度　专家意见集中程度的观察指标，两轮咨询中均采用了满分比、等级及条目权重系数进行评价。

（二）结果

1．乳痈诊断标准

参照1994年国家中医药管理局颁布的《中医病证诊断疗效标准》（详见本章第二节）。

2．第一轮专家咨询

1）乳痈辨证分型咨询反馈结果

经过对专家反馈结果的统计，认为专家对中医乳痈辨证分型推荐较为集中，其中推荐气滞热壅证、热毒炽盛证的专家人数均为18人，推荐率达90％；推荐正虚毒恋证的专家人数为16人，推荐率80％；其余证型的推荐率均小于70％。因此，将气滞热壅证、热毒炽盛证、正虚毒恋证纳入乳痈辨证分型方案。

2）乳痈气滞热壅证症状专家咨询结果

综合各项分析结果，气滞热壅证中，主症为患侧乳房肿胀疼痛，出现硬块（或无硬块），乳汁排出不畅，皮色不红或微红。次症为发热，寒战，周身酸楚，口渴，便秘，舌红，苔薄黄，脉数。

3）乳痈热毒炽盛证症状专家咨询结果

综合各项分析结果，热毒炽盛证中，主症为患侧乳房肿痛加重，或呈鸡啄样痛，皮肤发红灼热，高热不退，肿块变软，有应指感，穿刺有脓液。次症为患侧腋窝淋巴结肿大，或切排后引流不畅，红肿不消，有传囊现象，周身酸楚，口渴，便秘，舌红，苔黄腻，脉洪数。

4）乳痈正虚毒恋证症状专家咨询结果

综合各项分析结果，正虚毒恋证中，主症为脓肿成熟，自然破溃，排脓不畅，舌淡，苔黄，脉弱无力。次症为疼痛不减，全身乏力，身热不退，食欲不振。

3．第二轮专家咨询

1）专家积极系数

第一轮专家咨询表共发出问卷16份，共收回16份，收回的16份咨询表均符合填写要求，咨询表回收率为100％，有效率为100％，专家积极系数较高。

2)辨证论治、治法方药专家反馈结果

16名专家对辨证论治、治法方药条目的重要性评价意见的肯德尔和谐系数为0.9708,可认为专家对该条目评价高度一致。

综合各项分析结果,辨证论治、治法方药结果为气滞热壅证,以疏肝理气、通乳消肿,兼清胃热为治法,方用瓜蒌牛蒡汤加减;热毒炽盛证,以清热解毒、托里透脓为治法,方用透脓散加减;正虚毒恋证,以益气和营托毒为治法,方用托里消毒散加减。

3)乳痈专方经验治疗专家反馈结果

16名专家对专方经验治疗条目的重要性评价意见的肯德尔和谐系数为0.3765,属中低程度,提示专家一致性尚可。

综合各项分析结果,乳痈专方经验治疗中选取以温补和阳、散寒通滞为治法的阳和汤加减治疗;以疏肝理气、清热解郁的鹿角霜治疗;以通乳散结、疏肝清热的消痈方加减;以疏肝理气、化瘀散结、解表通络的手法排乳配合通乳方治疗。

4)乳痈外治法专家反馈结果

16名专家对外治法治疗条目的重要性评价意见的肯德尔和谐系数为0.3505,属中低程度,提示专家一致性尚可。

综合各项分析结果,乳痈外治法中,郁滞期可选取热敷加乳房按摩、疏通乳络、排空乳汁,用黄金散或玉露散外敷;成脓期排脓可选取小切口排脓、闭式引流、单纯穿刺抽脓或加脓腔冲洗;溃后期可选取八二丹或九一丹提脓拔毒并用药线引流,袋脓时用垫棉法加压排脓,出现窦道时用五五丹药捻插入窦道腐蚀管壁,脓净后改用生肌散、红油膏盖贴至伤口愈合。

5)疗效评价指标专家反馈结果

16名专家对疗效评价指标条目的重要性评价意见的肯德尔和谐系数为0.4958,属中程度,提示专家一致性尚可。

综合各项分析结果,对乳痈治疗疗效的评价可通过评价以下内容而实现:皮肤红肿、红肿范围、乳汁排出不畅、乳头破裂、乳房疼痛、肿块数、肿块范围、乳房脓肿、脓肿范围、皮肤破溃、体温、恶寒、白细胞计数、中性粒细胞计数、B超检查、成脓情况、脓腔范围。

6)疗效评定标准专家反馈结果

16名专家对疗效评定标准条目的重要性评价意见的肯德尔和谐系数为0.4681,可认为专家对该条目的评价意见一致性尚可。

综合各项分析结果,乳痈治疗疗效评定标准可选用《中医病证诊断疗效标准》(国家中医药管理局颁布)的乳痈疗效评价标准及1993年卫生部颁布的《中药新药临床研究指导原则(试行)》疗效标准,详见本章第一节。

(三)讨论

1. 关于乳痈

乳痈是乳腺的急性化脓性感染,患者多是产后哺乳的妇女,尤以初产妇多见,往往发生在产后3~4周。在哺乳期发生的,名"外吹乳痈";在妊娠期发生的,名"内吹乳痈"。多由乳头皲裂、畸形、凹陷及授乳不当,影响乳汁排出,导致乳汁郁积、乳络不畅、细菌感染所引起的炎性病变。致病菌多为金黄色葡萄球菌、表皮葡萄球菌、链球菌等革兰阳性球菌。

乳痈主要临床表现:①初期乳房内有疼痛性肿块,患侧乳房皮肤不红或微红;②多有恶寒发热、头痛、周身不适等症状;③血白细胞及中性粒细胞总数增高;④化脓时乳房肿痛加重,肿块变软,有应指感;⑤溃破或切开引流后,肿痛减轻;⑥如脓液流出不畅,肿痛不消,严重的可并发全身化脓性感染。如果失治、误治,则可演变成为乳房脓肿、脓毒血症等,甚至危及生命。

现代医学认为,乳痈的发病主要由乳汁郁积,细菌入侵引起,初期为单纯性卡他性炎症,进而发生乳房的蜂窝织炎,红、肿、热、痛,最后形成乳房脓肿。故在治疗上以抗生素治疗为主,脓肿形成后切开排脓。但乳痈患者中细菌的感染率低,致病细菌对抗生素耐药率又极高,且长期使用抗生素后又极易形成冷性僵块,难以消散;乳房脓肿切排使乳房毁损率极高,故现代医学治疗乳痈的效果不甚理想。

而中医药治疗乳痈有其鲜明的特色和优势,治疗方法多种多样,疗效显著。郁滞期,中医药治疗以疏肝、清热、祛瘀为大法,辨证论治与辨病论治相结合,疗效显著;成脓期,在中药治疗的前提下积极配合各种外治法,如以穿刺抽脓、切开排脓、拖线引流等方法进行治疗;溃后期,以祛腐排脓、引流、生肌收口、垫棉法加压等中医外治为主,内治为辅治疗,均收到了良好的效果。

1)辨证论治

(1)气滞热壅证　因情志内伤、疏泄不畅、肝郁气滞致乳汁蓄积,加之产后恣食厚味、胃热壅滞、乳络阻塞,邪热蕴结化热致乳痈。治法为疏肝理气、通乳消肿、清热解毒。郭军萍运用瓜蒌牛蒡汤加减治疗急性乳腺炎郁滞期38例。经治疗2~5天,痊愈34例(89.47%),显效3例(7.89%),有效1例(2.63%),总有效率100%。

(2)热毒炽盛证　本证因乳络阻塞、湿热蕴结、瘀久热盛、肉腐成脓所致。多由上证失治或治疗不当发展而来,是乳痈的成脓期。治法当以清热解毒、托里透脓为主。王志华采用透脓散加味治疗乳痈成脓期患者16例,以托里透脓为主,结果总有效率为100%。

(3)正虚毒恋证　脓肿溃后,肿痛不减、排脓不畅为正虚邪盛不能排脓外出,舌淡,苔黄,脉细滑数。此乃乳汁蓄积、乳络失宣、乳热酿毒所致,腐肉成脓则乳房肿块增大,中央变软,有形成脓肿之势。治宜清热解毒、通乳透脓,方用托里消毒散。

2)专方治疗

中医学是一门经验医学,学术流派众多,同样对于治疗乳痈,各医家也有自己独到的见解与治疗方法、使用方药的经验,举例如下。

楼氏采用温通法治疗乳痈48例,方用阳和汤加减,同时郁滞期患者中药内服配合乳房热敷按摩、手法排空乳汁,成脓期患者加以细针穿刺抽脓,溃后期患者予以中药换药处理,7天1个疗程。结果:48例患者中除2例失访外,治愈44例,明显好转2例,总治愈率为91.67%。周宾等用鹿角霜治疗急性乳腺炎56例,有效率为93.3%。

3)外治法

外治法在中医外科疾病治疗中占有重要的地位,而乳痈隶属于中医外科的范畴,所以乳痈的外治法也有其独到之处。主要外治法有中药外敷、外洗、针灸、推拿、排脓、溃后中药特色换药等。

2.关于德尔菲法

德尔菲法,又名专家意见法,是依据系统的程序,采用匿名发表意见的方式,即团队成员之间不得互相讨论,不发生横向沟通,只能与调查人员发生联系,通过多轮次调查专家对问卷所提问题的看法,经过反复征询、归纳、修改,最后汇总成专家基本一致的看法,作为预测的结果。收集意见和信息反馈一般要经过三轮或四轮。只要专家的意见已经趋向一致,就可以结束咨询,而不必一律采用四轮的模式。德尔菲法研究证候更为符合中医证候形成的本质特点。

3.关于德尔菲法在本研究中的应用

本研究较成功地运用德尔菲法进行乳痈(急性乳腺炎)临床诊疗方案规范化的研究,初步制订了乳痈(急性乳腺炎)临床最佳诊疗方案,现分析如下。

1)关于咨询专家的选择

关于德尔菲法的运用,理论上专家组人数取决于评估问题的规模。人数太少,限制学科代表性;人数太多,可行性又不高。故有人提出,德尔菲法中,专家组人数以10~50人为宜。

本研究的目的是初步制订乳痈(急性乳腺炎)临床最佳诊疗方案,为完成乳痈中医临床证治优化方案的编写内容提供参考依据,同时也为临床上规范化治疗乳痈提供参考。

第一轮专家咨询笔者选择专家的原则是广泛性、代表性和权威性,兼顾相关专业领域和地域分布,最终选择了20位全国知名的中医及中西医结合的乳腺病专家,咨询表回收率为100%,专家积极系数较高,专家的组织较成功。在第一轮咨询经验基础上,第二轮专家咨询笔者在中华中医药学会乳腺病防治协作工作委员会、国家中医药管理局"十一五"外科重点专科乳痈协作组的委员中选择了16位,进一步提高了专家群体的学科代表性。第二轮专家咨询表回收率为100%,专家积极系数较高,组织仍较成功。

2)关于专家咨询表的制订

专家咨询表的制订,是在前期文献研究的基础上,由课题组制订初稿,并在浙江省中医院副主任医师以上职称的乳腺病专科临床医师中进行预调查,以测评初稿的合理性、完整性及可操作性。通过对预调查结果的统计,对咨询表初稿进行修改,并经院内专家组对调查结果及专家咨询表（初稿）进行讨论修订，形成正式的专家咨询表。

3）专家咨询反馈结果分析

第一轮专家咨询对乳痈的辨证分型、各型证候组成的基本条目进行咨询。第二轮专家咨询对乳痈辨证论治、治法方药、专方经验治疗、外治法、疗效评价指标及评定标准进行咨询，观察代表专家意见协调程度指标条目的变异系数。第一轮专家咨询中条目变异系数 CV 为 0.3966，第二轮专家咨询中条目的变异系数 CV 为 0.2409，表明专家意见一致性较高，专家意见较统一、集中，因此可以结束咨询。在此基础上根据各项目的条目的满分比、权重系数等进行综合评价，得到各个项目的结果，最终初步制订出乳痈临床最佳诊疗方案。

第四节　急性乳腺炎差异蛋白质研究

（一）实验方法

1. 血清蛋白质的提取及高丰度蛋白的去除

抽取各型患者及正常人静脉血 5 mL，于 4 ℃ 环境中静置 30 min，再以 2000 r/min 的转速离心 20 min，吸出血清置于新的离心管中，每组取 360 μL 血清样品，利用 Proteo Extract Albumin/IgG Removal Kit(Merck)亲和柱分别除去白蛋白和球蛋白，收集流出液。浓缩后用 2-D Quant Kit 测定蛋白质浓度，−80 ℃ 保存。

2. 荧光标记蛋白质

将 CyDye(Cy2、Cy3 和 Cy5)从 −20 ℃ 环境中取出，室温放置 10 min，加入 25 μL 二甲基甲酰胺(DMF)，涡旋混匀。取上述混合物 12000 g 离心 0.5 min，取出 2 μL 配成 200 pmol/μL 的工作液。每样品各取 50 μg 蛋白质，调节 pH 值至 8.5，分别加入 400 pmol 相应的染料，振荡混匀，冰上避光孵育 30 min，后加入 1 μL 10 mmol/L 赖氨酸中止反应。剧烈振荡并冰上避光放置 10 min，加入等体积的 2 倍缓冲液(8 mol/L 尿素，130 mmol/L 二硫苏糖醇(DTT)，4% CHAPS，2% Pharmalyte 3-10)，冰浴 10 min。

3. 双向凝胶电泳

将分别由 Cy2、Cy3、Cy5 标记的 3 个样品混合（表 4-11），用水化液(8 mol/L 尿素，2% CHAPS，13 mmol/L DTT，0.5% IPG 缓冲液，0.002% 溴酚蓝)定容到 450 μL，制成第一向等电聚焦体系，采用胶内泡涨的方法上样。这样，16 个样品被加到 8 条 pH 4～7 的线性胶条中，每一胶条内含有分别用 Cy3、Cy5 标记的乳腺增生组织或乳腺正常组织

(即蛋白质)。另外每一胶条中还有一个由 Cy2 标记的内标(由所测定的所有样品各取等量混合而成),以此消除胶与胶之间的误差。等电聚焦的参数:30 V,12 h;500 V,1 h;1000 V,1 h;8000 V,8 h。等电聚焦后,胶条于平衡液 1(1%DTT,50 mmol/L Tris-HCl,6 mol/L 尿素,30% 甘油,2% 十二烷基硫酸钠(SDS),0.002% 溴酚蓝)、平衡液 2(4% 碘乙酰胺,50 mmol/L Tris-HCl,6 mol/L 尿素,30% 甘油,2% SDS,0.002% 溴酚蓝)中各平衡 15 min,后转移到第二向已制好的 12.5% SDS-PAGE 胶上,用 0.5% 琼脂糖封顶,进行第二向电泳。第二向电泳的参数:20 W,45 min;60 W,8 h。直到溴酚蓝染料迁移至胶的底部边缘结束电泳。

表 4-11　实验设计

胶条号	Cy2 标记样品	Cy3 标记样品	Cy5 标记样品
胶 1	内参	正常对照	急性乳腺炎
胶 2	内参	急性乳腺炎	正常对照

4. 荧光标记双向电泳凝胶的图像扫描

荧光标记的蛋白经凝胶电泳后,经 Milli-Q 冲洗数次,用 Typhoon 9400 荧光扫描仪在不同激发光下扫描成像,所使用的滤光片和 PTM 电压如下。Cy2:Blue2(488)/600;Cy3:Green(530)/680;Cy5:Red(633)/590。所得的蛋白质组图谱用 DeCyder Image Quant™ V5.0 图像分析软件进行点识别、背景消除、点匹配及差异蛋白质分析。

5. 胶内酶解及质谱分析

制作一块制备胶,银染后切下感兴趣的蛋白质点,置于离心管中,用双蒸水冲洗后加入 50 μL 脱色液(50 mmol/L $Na_2S_2O_3$,15 mmol/L $K_3Fe(CN)_6$)脱色 10 min,双蒸水冲洗,去除溶液,再用 200 μL 200 mmol/L NH_4HCO_3 冲洗,剧烈振荡 10 min,去除液体后用 100 μL 乙腈脱水 8 min,迅速干燥,估计干胶体积,加入 3 倍体积的 12.5 ng/μL 胰蛋白酶(用 25 mmol/L NH_4HCO_3 配制),37 ℃酶解过夜,酶解后用 15 μL 萃取液(H_2O、TFA、乙腈的体积比为 45:5:50)萃取 2 次,合并萃取液,冷冻干燥后加入 1.2 μL 的含 0.1%TFA 的洗脱液重新溶解多肽片段,取 0.3 μL 样品点于靶上,加入等量的饱和基质溶液,进行 MALDI-TOF-MS 检测,得到肽质量指纹图谱,通过 Mascot 数据搜索,结合 2-D 图谱上初步的蛋白质的相对分子质量、等电点信息鉴定蛋白质。

6. 质谱鉴定

经酶解后,用 MALDI-TOF 质谱仪对差异蛋白质进行鉴定分析,根据蛋白质库中的匹配水平,选取表达差异上调 1.5 倍以上或下调 1/3 以上并具有较高可信度的蛋白质点,可得如下信息。与正常组相比,急性乳腺炎组中凝血酶复合物、转移相关蛋白 1(MTA1)、抗 gp120 抗体、人 GDP 解离抑制因子(GDI)、色氨酸羟化酶、富含亮氨酸的 α2 糖蛋白、血清结合珠蛋白前体、血清结合珠蛋白、人血清白蛋白 GA 分子复合体、维生素 D 结合蛋白及激肽原表达上调;而 SNC73 免疫球蛋白、转铁蛋白前体、泛核蛋白 2、人 Fc 结合蛋白、IgK 蛋白、抗 HBs 抗原免疫球蛋白 FabK 链、Fanconi 贫血互补组 M 蛋白等表达下调。

（二）讨论

通过差异蛋白质研究，笔者找到了急性乳腺炎组和正常组间存在差异的蛋白质，围绕相关上调与下调蛋白质，了解到部分免疫球蛋白、激酶等参与了急性乳腺炎发生、发展的过程，通过对这些差异蛋白质进行后续蛋白质网络的构建，有可能帮助笔者建立起急性乳腺炎的机制模型。

1. 凝血酶复合物

炎症反应对凝血系统具有明确的激活作用，有研究表明在炎症过程中，促炎细胞因子通过诱导单核-巨噬细胞表达组织因子（TF）和白介素 6（IL-6）等而具有提高凝血酶应答水平的作用；同时凝血酶也具有介导炎症反应的作用，通过刺激内皮细胞增加血管通透性，刺激单核细胞、成纤维细胞和上皮细胞，使一系列促炎因子、选择素、地址素和黏附分子的表达增加，从而进一步介导炎症反应的形成。在本研究中，凝血酶复合物在急性乳腺炎患者血清中表达显著上调，提示炎症和凝血反应相互介导可能是急性乳腺炎的重要发病机制。

2. 转移相关蛋白 1（MTA1）

MTA1 在包括乳腺癌的多种肿瘤中呈高表达，许多研究表明其与肿瘤的浸润转移相关。一些相关研究表明，MTA1 在癌组织中的过表达是癌转移形成的诱因，当 MTA1 基因被激活后，其表达受自主调节或接受正反馈环调控。MTA1 的转移功能不仅表现在肿瘤细胞转移过程中，在正常细胞的活动和转移中也具有重要作用。在本研究中，急性乳腺炎患者血清中 MTA1 表达水平升高可能对炎症细胞活动性具有一定的影响，而该蛋白同时在急性乳腺炎和乳腺癌表达水平上调是否预示着急性乳腺炎如果长期得不到有效和彻底的救治就有增加乳腺癌发病的风险，尚不明确。

3. 抗 gp120 抗体

糖蛋白在细胞表面，具有携带蛋白质和细胞信息的作用，在细胞识别和免疫、生物催化、信号传递等许多生物过程中起关键作用。gp120 就是一类非常重要的糖蛋白，在目前的许多研究中都发现该蛋白是免疫缺陷识别位点的重要组成亚单位，人工合成的抗 gp120 抗体作为治疗免疫缺陷病的重要手段，目前被用于免疫缺陷病的治疗。在本研究中，急性乳腺炎患者血清中抗 gp120 蛋白表达水平上调，可能预示着对该位点的干预将有助于临床控制急性乳腺炎的发生、发展。

4. 人 GDP 解离抑制因子（GDI）

哺乳动物 RhoGTPases 的 GDP 解离抑制因子（RhoGDIs）家族成员包括 RhoGDI 1、RhoGDI 2 和 RhoGDI 3，它们具有抑制 RhoGTPases 上的 GDP 解离、GTP 水解以及协助 RhoGTPases 在功能位点间穿梭的功能。GDI 作为控制 GTP 水解酶的开关，具有双向调节的功能,同时其本身也是一类致癌因子,在本研究中急性乳腺炎患者血清 GDI 表达水平上调,该蛋白同时在急性乳腺炎和乳腺癌表达水平上调提示急性乳腺炎与乳腺癌的发病过程中的能量代谢机制可能是相似的。

5. 色氨酸羟化酶

有研究表明,色氨酸羟化酶会导致脑组织中的 5-羟色胺含量发生改变,而 5-羟色胺含量的下降意味着脑神经细胞之间的联系异常,临床上已被证实其与抑郁症和其他精神性病变密切相关。另有研究表明色氨酸羟化酶在人生气时容易产生,人在生气时容易冲动和做出错误的判断,这也是色氨酸羟化酶影响神经的表现之一,中医认为肝郁化火是导致情志冲动易怒的原因,对肝郁化火证的研究发现色氨酸羟化酶含量异常升高。本研究中急性乳腺炎患者血清中色氨酸羟化酶含量显著增高与急性乳腺炎的中医病机肝郁化火可能具有十分密切的联系。

6. 结合珠蛋白(HP)

HP 是一种血浆糖蛋白,有 6 种 HP 异构体,它们能结合游离的血红素以防止肾脏、脉管系统受游离血红素诱导的氧化损伤,并促进血红素铁的循环。在肿瘤的发生、发展过程中,HP 具有参与上皮细胞的恶性转化、免疫抑制和血管生成等作用。已有研究报道,HP 在卵巢癌、乳腺癌等肿瘤患者的血清中均存在表达水平上调,为潜在的肿瘤血清标志物。实验中发现急性乳腺炎患者血清中 HP 表达明显上调,可能是急性乳腺炎和乳腺癌具有相似病理过程的证据之一。

7. 激肽原

激肽原属半胱氨酸蛋白酶抑制剂超家族,是肝脏中合成并存在于体液中的一组无活性肽,是体内具有活性的激肽的前体。激肽具有改变血管通透性的作用,在炎症急性期具有重要的作用。急性乳腺炎患者血清中激肽原表达水平的显著上调,提示在急性乳腺炎的发病过程中,激肽原大量合成,可能使激肽生成增加,改变血管通透性,从而参与炎症过程。

8. SNC73 免疫球蛋白

SNC73 免疫球蛋白是一类与肿瘤发病过程相关的蛋白,在以往的研究中被发现其表达水平与部分肿瘤特别是大肠癌的发生呈负相关。虽然在乳腺癌中并未发现具有显著相关,但本研究中发现 SNC73 表达水平在急性乳腺炎患者血清中显著下调,提示急性乳腺炎与乳腺癌可能都与 SNC73 免疫球蛋白所涉及的调节通路相关。

9. 转铁蛋白前体

转铁蛋白(Tf)是一类重要的 β-球蛋白,主要参与脊椎动物体内的铁转运过程。以往的研究发现 Tf 具有抗菌作用,是抑制细菌繁殖的重要因子,含铁和脱铁的 Tf 均不能被细菌表面的酶消化。在本研究中急性乳腺炎患者血清中 Tf 前体的表达水平下调,可能提示了大部分急性乳腺炎的起病并非由细菌性炎症引起,而主要是由非细菌性炎症引起,这与急性乳腺炎的发病机制相符合。

此外,一系列与细菌性炎症相关的蛋白,如 NIG26 前体 IgK 链等均在急性乳腺炎患者血清中下调表达水平,提示了急性乳腺炎的发病有很大比例是由非细菌性炎症所引起。

第五节 研究阳和汤加减及青霉素治疗急性乳腺炎的异同并建立急性乳腺炎的大鼠模型

(一)阳和汤加减及青霉素治疗急性乳腺炎的临床疗效比较研究

1. 临床资料

选择 2011 年 1 月至 2011 年 12 月门诊急性乳腺炎首诊患者 70 例。

诊断要点如下。

①多发生在初产妇哺乳期,乳房肿胀、疼痛、结块、皮肤不红或微红,乳汁分泌不畅,全身无明显症状,伴有微热或恶寒。

②乳房肿块增大,局部红、肿、热、痛,呈持续性、搏动性疼痛,患处拒按,常伴恶寒、发热。

③白细胞及中性粒细胞计数增多,核分叶左移,C 反应蛋白升高。

④B 超检查有或无小液平段,穿刺抽出少量脓汁或无脓汁抽出。

排除慢性乳腺炎、非哺乳期乳腺炎、乳腺脂肪坏死、炎性乳腺癌等。

诊断标准:具备上述"诊断要点"中前 2 项及"排除"者可诊断,兼有第 3 项或第 4 项可确诊。

纳入标准如下。

①符合上述诊断标准者。

②首诊患者。

③知情并同意接受治疗者。

④年龄 18~35 岁。

⑤3 个月内未使用任何激素类药物者。

排除标准如下。

①不符合上述诊断标准者。

②非首诊患者。

③未获得知情同意者。

④年龄小于 18 岁或大于 35 岁。

⑤合并有糖尿病、心脑血管及造血系统疾病、肝肾疾病等严重疾病者。

按随机数字表法将患者随机分为阳和汤组与青霉素组各 35 例。平均发病时间,阳和汤组为(2.6±2.18)天,青霉素组为(2.5±2.45)天。患者年龄,阳和汤组为 21～33岁,平均年龄(28±6.27)岁;青霉素组为 22～32 岁,平均年龄(27±6.88)岁。两组患者病程、年龄差异无统计学意义($P>0.05$),具有可比性(表 4-12)。

表 4-12 急性乳腺炎患者分组及其平均年龄、发病时间比较($\overline{X}±S$)

分组	平均年龄/岁	平均发病时间/天
阳和汤组	28±6.27*	2.6±2.18*
青霉素组	27±6.88	2.5±2.45

注:* 与青霉素组比较,$P>0.05$。

2. 治疗方法及观察方法

1)治疗方法

阳和汤组采用阳和汤加减(熟地黄 15 g,肉桂 3 g,鹿角胶 12 g,炮姜炭 12 g,白芥子12 g,麻黄 6 g,炙甘草 6 g,穿山甲片 6 g,皂角刺 12 g)治疗,每天一剂,水煎取汁,分两次温服;青霉素组采用青霉素注射治疗,青霉素 240 万 U 静脉滴注,2 次/天。阳和汤组及青霉素组均连续用药 7 天。

2)临床疗效评定

(1)总体疗效评定 参考乳痈疗效评价标准(国家中医药管理局颁布的《中医病证诊断疗效标准》,详见本章第一节)。

(2)疼痛评分 对两组患者治疗前后采用数字评估量表(NRS)进行疼痛评分,即采用 0～10 个数字对疼痛程度进行分级,0 为无疼痛,1～3 为轻度疼痛,4～6 为中度疼痛,7～10 为重度疼痛。

(3)患侧乳腺肿块直径检测 两组患者治疗前后进行患侧乳腺触诊,用标尺测量肿块直径(cm),并记录,无肿块则记为 0。

3)临床检测

分别于治疗前及治疗 7 天后进行患者血常规及血沉、C 反应蛋白、外周血 T 细胞亚群等项目检测。

4)统计方法

统计学处理采用 SPSS 15.0 统计软件包,计量资料以"$\overline{X}±S$"表示,采用 t 检验及 χ^2检验,$P<0.05$ 认为有统计学意义。

3. 结果

1)两组临床疗效比较

阳和汤组治愈 32 例,好转 2 例,未愈 1 例,有效共计 34 例(总有效率 97.14%);青霉素组治愈 22 例,好转 6 例,未愈 7 例,有效共计 28 例(总有效率 80.00%),两组总体疗效比较结果显示阳和汤组临床总有效率明显高于青霉素组（$P<0.05$）（表4-13、图4-19）。

表4-13　阳和汤组、青霉素组总体疗效比较（$\bar{X}\pm S$）

组别	样本数	治愈率/(%)	好转率/(%)	未愈率/(%)	总有效率/(%)
阳和汤组	35	91.43	5.71	2.86	97.14*
青霉素组	35	62.86	17.14	20.00	80.00

注：* 与青霉素组比较，$P<0.05$。

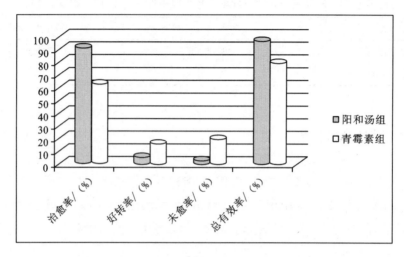

图4-19　阳和汤组、青霉素组总体疗效比较

2）两组患者治疗前后 NRS 疼痛评分比较

阳和汤组治疗后较治疗前疼痛明显缓解（$P<0.05$），而青霉素组则与治疗前相比疼痛无明显缓解（$P>0.05$），具体见表4-14、图4-20。

表4-14　两组治疗前后 NRS 疼痛评分比较（$\bar{X}\pm S$）

组别	样本数	治疗前	治疗后
青霉素组	35	6.97±0.92	6.66±0.84△
阳和汤组	35	7.06±0.94	4.94±0.80*

注：* 与治疗前比较，$P<0.05$；△与治疗前比较，$P>0.05$。

3）两组患者治疗前后患侧乳腺肿块大小比较

与治疗前比较，阳和汤组乳腺肿块明显缩小（$P<0.05$），而青霉素组乳腺肿块大小无明显改变（$P>0.05$），具体见表4-15、图4-21。

表4-15　两组治疗前后乳腺肿块大小比较（$\bar{X}\pm S$）

组别	样本数	治疗前/cm	治疗后/cm
青霉素组	35	6.54±0.97	6.38±0.79△
阳和汤组	35	6.84±0.83	1.83±0.53*

注：* 与治疗前比较，$P<0.05$；△与治疗前比较，$P>0.05$。

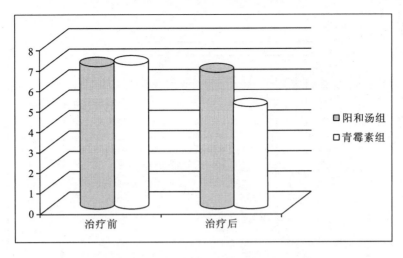

图 4-20　两组治疗前后 NRS 疼痛评分比较

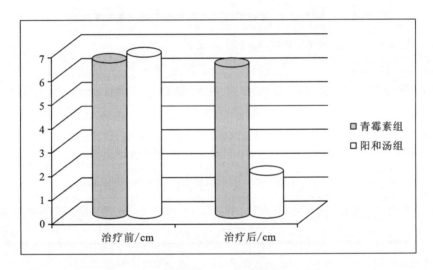

图 4-21　两组治疗前后乳腺肿块大小比较

4)两组患者治疗前后外周血白细胞及其分类比较

与治疗前比,阳和汤组、青霉素组患者治疗后外周血白细胞计数、中性粒细胞计数、单核细胞计数均有明显降低,淋巴细胞计数有明显升高($P<0.05$),具有统计学意义(表4-16、图4-22)。

表 4-16　阳和汤组、青霉素组治疗前后白细胞及其分类比较($\overline{X}\pm S,\times 10^{9}$/L)

组别	样本数		白细胞 计数/($\times 10^{9}$/L)	中性粒细胞 计数/($\times 10^{9}$/L)	淋巴细胞 计数/($\times 10^{9}$/L)	单核细胞 计数/($\times 10^{9}$/L)
阳和汤组	35	治疗前	9.47±2.61	6.83±2.69	1.89±1.15	0.51±0.25
		治疗后	7.50±2.51*	4.86±1.93*	1.99±0.45*	0.39±0.19*
青霉素组	35	治疗前	9.35±2.32	6.71±2.53	1.77±1.23	0.52±0.18
		治疗后	7.71±2.14*	5.04±1.78*	1.95±0.98*	0.41±0.22*

注:*与治疗前比较,$P<0.05$。

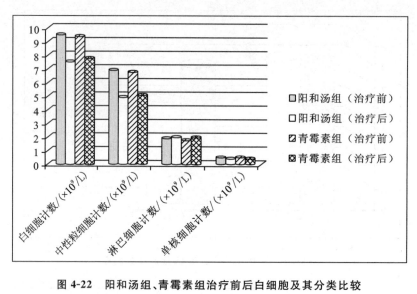

图 4-22　阳和汤组、青霉素组治疗前后白细胞及其分类比较

5）两组患者治疗前后血沉和 C 反应蛋白比较

两组患者治疗前血沉和 C 反应蛋白水平比较差异无统计学意义（$P>0.05$）。治疗一周后,阳和汤组和青霉素组的血沉和 C 反应蛋白水平均较治疗前明显下降（$P<0.05$）,且阳和汤组下降幅度较青霉素组更明显（$P<0.05$）,具体见表 4-17、图 4-23。

表 4-17　两组治疗前后血沉和 C 反应蛋白水平比较（$\overline{X}\pm S$）

组别	样本数	血沉/(mm/h)		C 反应蛋白/(mg/L)	
		治疗前	治疗后	治疗前	治疗后
阳和汤组	35	42.63±12.34▲	22.33±11.17*△	39.03±15.23▲	9.11±3.69*△
青霉素组	35	41.73±11.93	26.14±13.65*	40.89±13.19	15.18±5.23*

注:▲与青霉素组比较,$P>0.05$;*与治疗前比较,$P<0.05$;△下降幅度与青霉素组比较,$P<0.05$。

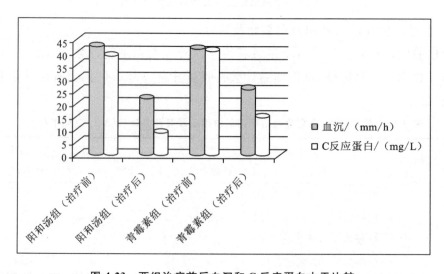

图 4-23　两组治疗前后血沉和 C 反应蛋白水平比较

6）急性乳腺炎患者 T 细胞亚群分析

对照组正常育龄女性 58 例,乳腺炎组为急性乳腺炎初诊患者,包括青霉素组、阳和汤组共计 64 例,乳腺炎组 $CD4^+$ 百分比、$CD4^+/CD8^+$ 较对照组高,$CD8^+$ 百分比较对照组低($P<0.05$),差异有显著意义,具体见表 4-18、图 4-24。

表 4-18　急性乳腺炎患者 T 细胞亚群分析($\overline{X}\pm S$)

组别	样本数	$CD4^+$ 百分比/(%)	$CD8^+$ 百分比/(%)	$CD4^+/CD8^+$
对照组	58	33.80±3.56	28.41±2.84	1.04±0.31
乳腺炎组	64	35.94±3.52*	27.29±2.71*	1.29±0.25*

注:* 与对照组比较,$P<0.05$。

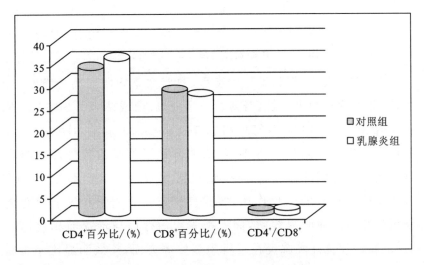

图 4-24　急性乳腺炎患者 T 细胞亚群分析

与治疗前比较,阳和汤组治疗后外周血 $CD4^+$ 百分比明显降低、$CD8^+$ 百分比明显升高、$CD4^+/CD8^+$ 明显降低,具有统计学意义($P<0.05$)。青霉素组治疗后外周血 $CD4^+$ 百分比降低、$CD8^+$ 百分比升高、$CD4^+/CD8^+$ 降低,差异无统计学意义($P>0.05$),具体见表 4-19、图 4-25。

表 4-19　两组治疗前后 T 细胞亚群比较($\overline{X}\pm S$)

组别		样本数	$CD4^+$ 百分比/(%)	$CD8^+$ 百分比/(%)	$CD4^+/CD8^+$
阳和汤组	治疗前	32	35.76±3.50	27.10±2.58	1.27±0.22
	治疗后	32	32.20±3.81*	30.14±2.43*	1.05±0.18*
青霉素组	治疗前	32	36.10±3.58	27.49±3.01	1.31±0.28
	治疗后	32	35.05±3.99△	28.52±2.61△	1.23±0.25△

注:* 与治疗前比较,$P<0.05$;△ 与治疗前比较,$P>0.05$。

4. 分析与讨论

本研究中的 70 例急性乳腺炎患者,均表现为局部红肿、疼痛,舌红或暗红,苔薄黄或

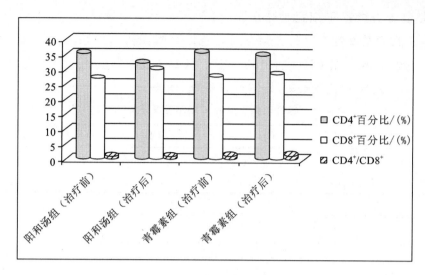

图例：
- □ CD4⁺百分比/（%）
- □ CD8⁺百分比/（%）
- ▨ CD4⁺/CD8⁺

横坐标：阳和汤组（治疗前）、阳和汤组（治疗后）、青霉素组（治疗前）、青霉素组（治疗后）

图 4-25　两组治疗前后 T 细胞亚群比较

白腻，脉滑或滑数。研究表明，阳和汤组治愈率、总有效率均明显高于青霉素组，并且阳和汤组患者舌苔、脉象均转为舌淡红、苔薄黄或薄白、脉弦或濡等平和之象。阳和汤组总有效率 97.14%，治愈率 91.43%；青霉素组总有效率 80.00%，治愈率 62.86%。可见阳和汤加减对急性乳腺炎的疗效优于青霉素，表明阳和汤加减治疗急性乳腺炎确有满意疗效。急性乳腺炎患者患侧乳腺肿胀、疼痛感明显，化脓后更是痛不可忍，阳和汤加减对阳虚血凝之虚寒冷痛有很好的治疗作用，实验室研究也表明阳和汤加减有良好的镇痛作用。阳和汤组治疗后疼痛明显缓解，而青霉素组治疗后与治疗前相比疼痛无明显缓解，表明阳和汤加减治疗急性乳腺炎在缓解患者疼痛方面，疗效明显优于青霉素。急性乳腺炎患者乳房肿块往往迁延难愈，僵化成块，处于难消难溃之势，《外科真诠》谓：乳痈好后，内结一核，如桃如李，累月不消。阳和汤加减可显著减小患侧乳腺肿块大小，而青霉素则无此疗效。与抗生素治疗相比，阳和汤加减治疗可明显改善患处红、肿、热、痛，促进肿块消散，大大减少了不必要的手术创伤，减轻患者痛苦，减轻患者的经济负担和精神负担，不失为急性乳腺炎治疗的新手段、新方法。

　　血沉及血常规检查是急性炎症的基本临床检测指标，各种急性细菌性感染炎症均可见血沉加快及中性粒细胞增加。C 反应蛋白（C-reactive protein，CRP）是一种急性时相反应蛋白，在正常情况下以微量形式存在于健康人的血清中。在急性创伤和感染时，C 反应蛋白的血清浓度会急剧升高，直到炎症吸收其血清水平才恢复正常。C 反应蛋白不受抗生素、免疫抑制剂和激素等的影响，作为人体非特异性炎症反应的敏感性指标之一，在临床已广泛使用。研究发现急性乳腺炎患者治疗前血沉、C 反应蛋白水平及中性粒细胞计数等均较人体正常值范围出现明显升高，治疗后阳和汤组、青霉素组患者血沉、白细胞计数、中性粒细胞计数、C 反应蛋白水平均较治疗前明显降低。现代医学治疗急性乳腺炎的原则主要是消除感染、排空乳汁，抗生素是急性乳腺炎的常规药物治疗手段。从以上研究可见阳和汤加减与抗生素一样可以降低患者血沉、C 反应蛋白水平、白细胞计数、中性粒细胞计数,改善急性炎症所导致的血象变化、急性时相反应蛋白及血沉变化,可知阳和汤加减治疗急性乳腺炎确有疗效。且阳和汤组血沉、C反应蛋白水平的降低幅度大于青霉素组,说明阳和汤加减对于降低急性乳腺炎患者血沉、C反应蛋白水平效果优于青霉素。

T细胞是机体免疫细胞中数目最多、作用最重要的功能细胞,负责细胞免疫,CD3抗原是T细胞的表面标志。T淋巴细胞又分为$CD4^+$和$CD8^+$,$CD4^+$为辅助性T细胞,在细胞免疫的效应阶段和Ⅳ型变态反应中通过分泌多种淋巴因子,诱导和增强免疫应答,从而加速消除抗原物质。$CD8^+$的作用是对靶细胞产生细胞介导的细胞毒作用,同时对抗原特异性的辅助性T细胞和B细胞具有调节性的抑制作用。因此,在人类正常免疫应答过程中,$CD4^+$与$CD8^+$起着十分重要的作用,两者相互诱导、相互制约形成T细胞网络,与B细胞一起调节和维持着机体的正常免疫功能,故健康人体中T细胞亚群数量始终保持一定的正常比例。感染性疾病易致患者T细胞亚群的数量和比例出现明显变化,引起患者的免疫调节功能紊乱。大多数研究结果表明,感染性疾病患者$CD4^+$百分比、$CD4^+/CD8^+$明显升高,$CD8^+$百分比明显降低。因此,T细胞亚群的监测可以在一定程度上反映机体的细胞免疫功能状态。本研究比较乳腺炎组患者与对照组正常育龄女性T细胞亚群,结果显示乳腺炎组$CD4^+$百分比、$CD4^+/CD8^+$较对照组高,$CD8^+$百分比较对照组低。与治疗前比较,阳和汤组治疗后外周血$CD4^+$百分比明显降低、$CD8^+$百分比明显升高、$CD4^+/CD8^+$明显降低,差异具有统计学意义。青霉素组治疗后虽然外周血$CD4^+$百分比降低、$CD8^+$百分比升高、$CD4^+/CD8^+$降低,但差异无统计学意义。因此,阳和汤加减治疗急性乳腺炎有着较青霉素更满意的疗效,可能与调节患者T细胞亚群的比例、调节患者的细胞免疫功能有关,而青霉素对急性乳腺炎患者细胞免疫无明显调节作用,因此笔者考虑阳和汤加减临床疗效明显优于青霉素,与调节患者机体细胞免疫功能密切相关。

5. 小结

阳和汤加减治疗急性乳腺炎总体疗效明显优于青霉素。阳和汤加减和青霉素治疗均可明显降低急性乳腺炎患者血沉、C反应蛋白水平、白细胞计数、淋巴细胞计数,且阳和汤加减较青霉素能更有效降低患者血沉、C反应蛋白水平。

阳和汤加减治疗能显著降低患者外周血$CD4^+$百分比、$CD4^+/CD8^+$,升高$CD8^+$百分比,调节患者的细胞免疫功能。笔者认为阳和汤加减治疗急性乳腺炎疗效满意,优于青霉素。

(二)阳和汤加减治疗急性乳腺炎对患者血清细胞因子影响的研究

1. 对象与方法

1)研究对象

选择2011年1月至2011年12月门诊急性乳腺炎首诊患者20例。

诊断要点、诊断标准、纳入标准、排除标准同前一研究。

上述患者发病平均时间为(2.5 ± 1.98)天;平均年龄(28 ± 5.23)岁。

采用阳和汤加减(熟地黄15 g,肉桂3 g,鹿角胶12 g,炮姜炭12 g,白芥子12 g,麻黄6 g,炙甘草6 g,穿山甲片6 g,皂角刺12 g)治疗,每天一剂,水煎取汁,分两次温服,连续用药7天。患者知情同意后,分别于治疗前及用药7天后取静脉血。

2) 研究方法

分别取正常对照组及急性乳腺炎患者阳和汤加减治疗前、后的静脉血于离心管,静置15 min后,以3000 r/min,离心15 min得血清样本,共计对照组20份、阳和汤加减治疗前20份、阳和汤加减治疗后20份。标记后,分装冻存于-80 ℃超低温冰箱备用。

ELISA法检测患者血清IL-6、IL-1α、INF-γ、TNF-α等炎症细胞因子。将300 pg/mL、150 pg/mL、75 pg/mL、37.5 pg/mL、18.75 pg/mL、9.38 pg/mL、4.69 pg/mL的IL-6标准品各100 μL依次加入酶标板一排7孔中,1孔只加样品稀释液的作为零孔,其余孔分别加入对照组、治疗前、治疗后共60个样品各100 μL。酶标板加盖,37 ℃环境下反应90 min后甩去酶标板内液体,用吸水纸拍干,不洗。每孔依次加入生物素标记IL-6抗体工作液100 μL,37 ℃环境下反应60 min后,用0.01 mol/L PBS洗涤3次,每次浸泡1 min。除TMB空白显色液外,其余每孔加入100 μL ABC工作液,37 ℃环境下反应30 min后,用0.01 mol/L PBS洗涤5次,每次浸泡1 min。每孔依次加入90 μL TMB显色液,37 ℃环境下避光反应30 min后每孔依次加入100 μL TMB终止液。用酶标仪在450 nm测定A值。

2. 结果

对照组为正常育龄妇女,阳和汤组为阳和汤加减治疗急性乳腺炎患者。

阳和汤组治疗前血清IL-1α、IL-6含量明显高于对照组,差别有显著意义($P<0.05$);阳和汤组治疗后与治疗前比较,血清IL-1α、IL-6含量均明显降低,差异有显著意义($P<0.05$),结果见表4-20、图4-26。

表4-20　阳和汤加减治疗前后血清患者IL-1α、IL-6含量的比较($\bar{X}\pm S$)

分　　组		样本数	IL-1α/(pg/mL)	IL-6/(pg/mL)
对照组		20	14.33 ± 2.25	22.89 ± 3.28
阳和汤组	治疗前	20	$34.75\pm1.63^{\triangle}$	$44.35\pm1.48^{\triangle}$
	治疗后	20	$23.78\pm1.99^{*}$	$30.79\pm3.03^{*}$

注:$^{\triangle}$与对照组比较,$P<0.05$;*与治疗前比较,$P<0.05$。

阳和汤组治疗前血清INF-γ水平明显低于对照组,TNF-α水平显著高于对照组,差别有显著意义($P<0.05$);阳和汤组治疗后与治疗前比较,血清INF-γ含量均明显升高,TNF-α含量明显降低,差异有显著意义($P<0.05$),结果见表4-21、图4-26。

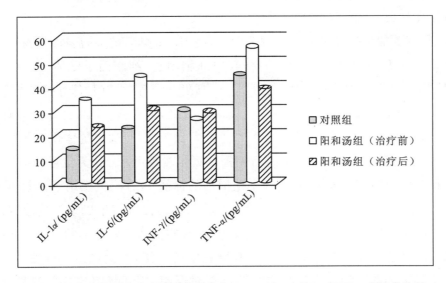

图 4-26　阳和汤加减治疗前后血清患者 IL-1α、IL-6、INF-γ、TNF-α 含量的比较

表 4-21　阳和汤加减治疗前后血清 INF-γ、TNF-α 含量的比较($\overline{X}\pm S$)

分组		样本数	INF-γ/(pg/mL)	TNF-α/(pg/mL)
对照组		20	30.31±2.64	44.76±6.25
阳和汤组	治疗前	20	26.41±2.26△	56.48±7.60△
	治疗后	20	29.67±2.54*	39.14±7.69*

注:△与对照组比较,$P<0.05$;*与治疗前比较,$P<0.05$。

3. 分析与讨论

IL-6 是由活化的单核细胞、巨噬细胞、T 细胞、内皮细胞及成纤维细胞等分泌的多功能炎症细胞因子,能够促进 B 细胞的激活、增殖和分化,促进成熟 B 细胞产生免疫球蛋白,还能够促进 T 细胞的增殖与分化。其与受体结合后通过糖蛋白激活酪氨酸蛋白激酶,从而活化丝氨酸/苏氨酸激酶,促进相关基因活化而产生效应,如诱导 C 反应蛋白等急性时相反应蛋白的产生。本研究发现阳和汤加减治疗急性乳腺炎能明显降低患者血清 C 反应蛋白水平,可能与阳和汤加减能降低患者血清 IL-6 含量从而减少刺激生成 C 反应蛋白密切相关;IL-6 也是炎性介质网络的关键成分,在机体的免疫调节、炎症反应等过程中均发挥重要的作用。IL-6 作为抗炎症细胞因子或远期细胞因子,可平衡前炎症细胞因子或早期细胞因子的损伤效应,起到一定的保护作用。IL-6 可以通过抑制巨噬细胞产生 IL-1α 和 TNF-α 而在炎性损伤中起到细胞保护和抗炎作用。由于具有致炎和抗炎的双向功能,IL-6 的作用与其在组织中的含量密切相关:正常水平对机体有利;产生过多会引起一系列炎性损害,可导致多种疾病,如类风湿性关节炎等。IL-6 参与炎性疾病的发生、发展和预后的全过程,因此以 IL-6 为靶点的药物筛选和药物选择将为炎性疾病的治疗开辟新的途径。在急性乳腺炎时,IL-6 含量升高,本研究中阳和汤组治疗前患者血清 IL-6 含量显著高于对照组,阳和汤组治疗后明显低于治疗前,考虑阳和汤加减治疗急性乳腺炎可能与调节 IL-6 含量密切相关。

IL-1α 是重要的免疫和炎症反应调节因子,经 IL-1α 刺激的细胞表面呈炎性表型,大量的基因开始表达,而所表达的包括一些其他细胞因子、细胞因子受体、急性时相反应蛋白、生长因子、组织重建酶、细胞外基质成分、黏附分子等的基因,都直接参与炎症及免疫反应。IL-1α 含量过高则会对机体产生负面的效应,关节炎、多肽骨髓瘤等许多疾病都是由 IL-1α 引起的。为了避免 IL-1α 所产生的负面效应,可通过抗体蛋白药物、反义核酸、小分子抑制剂等途径来对 IL-1α 进行调控。近年发现 IL-1α 作为免疫和神经-内分泌系统之间相互作用的信使分子,在女性生殖活动的神经-内分泌免疫调节中起重要作用。IL-1α 在中枢水平对生殖的影响主要体现在抑制下丘脑促黄体生成素释放激素的分泌,亦可直接作用于性腺和生殖器官,对包括妊娠在内的生殖活动进行调节。本研究发现阳和汤加减治疗急性乳腺炎患者,可抑制其催乳素的分泌,可能也与此有关。本研究中患者血清 IL-1α 含量阳和汤组治疗前显著高于对照组,阳和汤组治疗后明显低于治疗前,说明阳和汤加减可能通过调节体内 IL-1α 的含量治疗急性乳腺炎。

TNF-α 是由单核巨噬细胞系统产生的一种肽类激素,是一种强有力的促炎性细胞因子,是机体炎症与免疫反应的重要调节因子,能促进炎性细胞黏附血管壁或游出血管外,诱导 C 反应蛋白的合成,刺激内皮细胞、巨噬细胞释放 IL-1α、IL-6、黏附分子等。TNF-α 过量则会导致免疫病理损伤、组织细胞的坏死和炎细胞浸润,使炎症加重。而 IL-6、IL-1α、TNF-α 三者之间相互作用、相互调节,在急性乳腺炎的炎症过程中发挥了重要的调控作用。文献表明,乳腺炎时 IL-6、IL-1α、TNF-α 表达增加。本研究比较了急性乳腺炎患者血清 IL-6、IL-1α、TNF-α 值与正常育龄女性血清 IL-6、IL-1α、TNF-α 值,发现急性乳腺炎患者血清 IL-6、IL-1α、TNF-α 值明显升高。过高的血清 IL-6、IL-1α、TNF-α 含量易导致炎症损伤加重,造成严重免疫病理损伤。采用阳和汤加减治疗后,急性乳腺炎患者血清 IL-6、IL-1α、TNF-α 值明显降低。因此,笔者考虑阳和汤加减可能通过降低患者过高的 IL-6、IL-1α 和 TNF-α 含量,从而缓解乳腺的进一步炎性病理变化,缓解和治疗疾病。

INF-γ 是活化的 T 细胞产生的一种具有多潜能的细胞因子,由 CD_4^+ Th1 和 CD_8^+ Tc1 细胞产生,对免疫系统具有重要的调节作用。它能激活巨噬细胞,增加巨噬细胞对病原微生物的杀伤作用;还能活化 NK 细胞,而 NK 细胞是构成免疫防御的第一道防线的非特异性杀伤细胞。INF-γ 还能通过刺激体内免疫细胞,包括单核细胞、巨噬细胞、成纤维细胞、血管内皮细胞、树突状细胞等,诱导其产生组织相容性复合物 II 类抗原,参与抗原递呈和特异性免疫的识别。此外,INF-γ 作为一种细胞免疫调节因子,反馈性地促进 T 细胞分化,促进 CD_4^+ Th1、CD_4^+ Th2 生成,通过调节机体的细胞免疫,参与炎症反应。本研究比较了急性乳腺炎患者血清 INF-γ 值与正常育龄女性血清 INF-γ 值,发现急性乳腺炎患者血清 INF-γ 值明显低于正常育龄女性。研究表明,某些患者发生反复感染,可能与其 INF-γ 含量低下密切相关。采用阳和汤加减治疗后,急性乳腺炎患者血清 INF-γ 值明显升高,因此,笔者考虑阳和汤加减可能通过升高患者偏低的 INF-γ 含量,调节患者免疫功能,从而缓解疾病。

综上所述,笔者认为阳和汤加减临床疗效优于青霉素,可能与降低患者血清过高的 IL-6、IL-1α 和 TNF-α 含量,升高患者血清 INF-γ 含量,调节患者免疫功能密切相关。其具体机制,还有待进一步研究。

(三)急性乳腺炎大鼠模型的建立

1. 材料与方法

1)金黄色葡萄球菌的分离与培养

取乳汁培养金黄色葡萄球菌强阳性的急性乳腺炎患者乳汁样本,加入灭菌试管中以 3000 r/min 转速离心 15 min,弃去试管中上层液体,取底部沉淀物。在无菌条件下接种普通琼脂培养基,置 37 ℃恒温箱培养 24 h,观察菌落形态,并进行纯化、镜检、鉴定,分离出金黄色葡萄球菌并将其接种于普通肉汤,37 ℃恒温箱培养 24 h;镜检无杂菌者接种于血液琼脂斜面,37 ℃恒温箱培养 24 h 后取出,置 4 ℃冰箱备用。攻菌前将血液琼脂斜面保存的菌种接种于营养琼脂平皿上,将平皿置 37 ℃恒温箱培养 24 h 后取出,用生理盐水洗下菌苔,以 3000 r/min 转速离心,取其沉淀,用生理盐水制成细菌混悬液。进行细胞计数,根据计数结果配制浓度为 2×10^{12} CFU/mL 的细菌悬液。

2)建立急性乳腺炎大鼠模型

雌性 SD 大鼠 20 只,体重 200～220 g,由浙江中医药大学实验动物中心提供。随机分为 2 组,每组 10 只。适应性饲养 3 天后,对照组不做处理,造模组双侧第四对乳腺注射金黄色葡萄球菌(2×10^{12} CFU/mL,每侧乳腺 50 μL)。

大鼠造模后常规饲养 2 天。

3)急性乳腺炎大鼠模型鉴定

(1)乳腺外观观察　2 天后观察各组 SD 大鼠第四对乳腺有无红肿、流脓。

(2)乳腺组织形态学观察　2 天后,各组大鼠腹腔注射 10%水合氯醛 1 mL 麻醉,取双侧第四对乳腺组织,10%甲醛固定后常规石蜡包埋,切片。按以下顺序对切片进行二甲苯脱蜡:二甲苯(Ⅰ)5 min、二甲苯(Ⅱ)5 min、无水乙醇 2 min、95%乙醇 1 min、80%乙醇 1 min、75%乙醇 1 min、ddH_2O 洗 2 min。苏木精染色 20 min 后用 ddH_2O 冲洗。1%盐酸酒精分化液分化 30 s 后用 ddH_2O 浸泡 2 min,置 1%伊红乙醇溶液 2 min。ddH_2O 冲洗后依次按以下顺序常规脱水、透明、封片。95%乙醇(Ⅰ)1 min、95%乙醇(Ⅱ)1 min、100%乙醇(Ⅰ)1 min、100%乙醇(Ⅱ)1 min、二甲苯石炭酸(3∶1)1 min、二甲苯(Ⅰ)1 min、二甲苯(Ⅱ)1 min、中性树胶封固,镜下观察。

(3)大鼠血清 C 反应蛋白及 IL-6、IL-1α、INF-γ、TNF-α 等炎症细胞因子检测　2 天后,各组大鼠腹腔注射 10%水合氯醛 1 mL 麻醉,腹腔静脉取血,静置 15 min 后,以 3000 r/min 转速,离心 15 min 得血清,分装、标记后置超低温冰箱保存备用。

将 300 pg/mL、150 pg/mL、75 pg/mL、37.5 pg/mL、18.75 pg/mL、9.38 pg/mL、4.69 pg/mL 的 C 反应蛋白标准品各 100 μL 依次加入酶标板一排 7 孔中,1 孔只加样品稀释液的作为零孔,其余孔分别加入对照组、造模组共 20 个样品各 100 μL。酶标板加盖,37 ℃ 环境下反应 90 min 后甩去酶标板内液体,用吸水纸拍干,不洗。每孔依次加入生物素标记 C 反应蛋白抗体工作液 100 μL,37 ℃ 环境下反应 60 min 后用 0.01 mol/L PBS 洗涤 3 次,每次浸泡 1 min。除 TMB 空白显色液外,其余每孔加入 100 μL ABC 工作液,37 ℃ 环境下反应 30 min 后用 0.01 mol/L PBS 洗涤 5 次,每次浸泡 1 min。每孔依次加入 90 μL TMB 显色液,37 ℃ 环境下避光反应 30 min 后每孔依次加入 100 μL TMB 终止液。用酶标仪在 450 nm 测定 A 值。

(4) 大鼠外周血 T 细胞亚群分析 2 天后,各组大鼠腹腔注射 10% 水合氯醛 1 mL 麻醉,腹腔静脉采集外周抗凝血各 1 mL,用 PBS 稀释至 2 mL,沿管壁缓慢加入 2 mL 大鼠淋巴细胞分离液至液面,保持清晰的分层状态。室温下 2000 r/min 离心 30 min,离心后清晰可见分四层,小心吸取血浆层及淋巴细胞分离液层之间的单个核细胞。分离得血单个核细胞,PBS 洗 2 次,以 1500 r/min 转速,每次离心 10 min,吸去上清液即得单个核细胞悬液。细胞计数,调整细胞浓度至 1×10^7/mL,应用流式细胞仪检测对照组、造模组大鼠外周血中 $CD4^+$、$CD8^+$ 百分比。

2. 结果

1) 乳腺外观

与对照组相比,造模组双侧第四对乳腺明显红肿。

2) 乳腺组织形态学观察

镜下可见,对照组大鼠双侧乳腺组织腺泡完整,未见明显变化(图 4-27)。造模组大鼠乳腺组织充血、出血,间质增宽、水肿,有大量炎性细胞浸润,渗出严重区域的腺泡上皮出现坏死、崩解(图 4-28)。

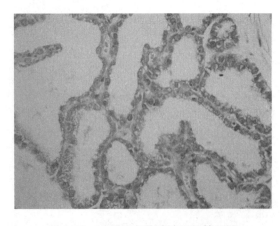

图 4-27 对照组大鼠乳腺组织镜下观

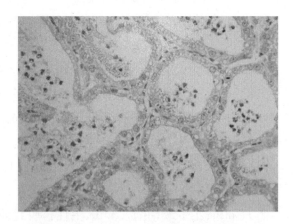

图 4-28 造模组大鼠乳腺组织镜下观

3) 大鼠血清 C 反应蛋白及 IL-1α、IL-6、INF-γ、TNF-α 等炎症细胞因子检测

(1) 大鼠血清 C 反应蛋白 造模组与对照组相比,血清 C 反应蛋白水平明显升高,

差异有显著性($P<0.05$),具体见表 4-22。

表 4-22　对照组、造模组血清 C 反应蛋白水平的比较($\overline{X}\pm S$)

组别	样本数	C 反应蛋白/(mg/L)
对照组	10	17.88±2.87
造模组	10	76.40±3.61*

注:* 与对照组比较,$P<0.05$。

(2)大鼠血清 IL-1α、IL-6、INF-γ、TNF-α 等炎症细胞因子　造模组与对照组相比,血清 IL-1α、IL-6、TNF-α 明显升高,INF-γ 明显降低,差异有显著性意义($P<0.05$),具体见表 4-23。

表 4-23　两组血清 IL-1α、IL-6、INF-γ、TNF-α 含量的比较($\overline{X}\pm S$)

组别	样本数	IL-1α/(pg/mL)	IL-6/(pg/mL)	INF-γ/(pg/mL)	TNF-α/(pg/mL)
对照组	10	48.32±2.57	30.40±2.58	78.22±2.91	28.71±1.77
造模组	10	87.56±3.00*	81.12±3.75*	59.58±2.29*	58.64±2.32*

注:* 与对照组比较,$P<0.05$。

4)大鼠外周血 T 细胞亚群

流式细胞仪检测对照组、造模组大鼠外周血中 CD4$^+$、CD8$^+$ T 细胞结果见图 4-29、图 4-30。

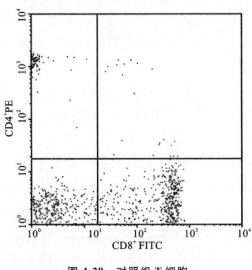

图 4-29　对照组 T 细胞

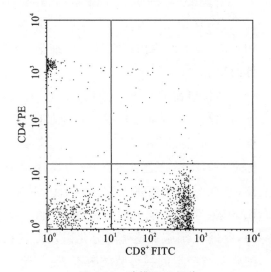

图 4-30　造模组 T 细胞

造模组大鼠外周血 CD4$^+$、CD8$^+$ 百分比较对照组均明显升高,差异有显著性意义($P<0.05$),具体见表 4-24。

表 4-24　两组大鼠外周血 T 细胞亚群比较($\bar{X}\pm S$)

组别	样本数	CD4$^+$百分比/(%)	CD8$^+$百分比/(%)
对照组	10	16.57±1.30	7.49±1.02
造模组	10	32.96±2.34*	13.19±1.91*

注：* 与对照组比较，$P<0.05$。

3. 分析与讨论

人类疾病的动物模型是生物医学科学研究中所建立的具有人类疾病模拟性表现的动物实验对象和材料。使用动物模型是现代生物医学研究中的一个极为重要的实验方法和手段，有助于更方便、更有效地认识人类疾病的发生、发展规律和研究防治措施。以人本身作为实验对象来推动医学的发展是困难的，临床所积累的经验不仅在时间和空间上存在着局限性，许多实验在伦理上和方法学上还受到种种限制。而动物模型则克服了这些不足点，能短时间内复制出典型的动物疾病模型。作为研究人类各种疾病的发生、发展规律和防治疾病的机理等极为重要的手段和工具，动物模型在生物医学研究中所起到的独特作用，正受到越来越多的科技工作者的重视。

急性乳腺炎患者的临床研究具有一定的局限性。不仅遇到患者的年龄、体质、遗传等个体因素与兼夹疾病等对研究有影响，而且难以通过获得患者乳腺组织及其他组织样本以进行下一步研究。因此，就很有必要通过建立动物的急性乳腺炎模型进行深入研究。笔者选择大鼠作为实验动物，大鼠在生命科学、医学研究中应用普遍，相关生物学试剂及材料易获得，且大鼠作为实验动物可获得足够的血液、组织等样本。

实验结果表明，造模组大鼠双侧第四对乳腺注射金黄色葡萄球菌（2×10^{12} CFU/mL，每侧乳腺 50 μL）后外观红肿，经 HE 染色组织切片观察发现乳腺组织结构不清，腺泡腔内出现大量炎性细胞，以中性粒细胞为主。说明大鼠第四对乳腺出现炎性改变。

造模组血清 C 反应蛋白、IL-1α、IL-6、TNF-α 水平明显高于对照组，INF-γ 则明显低于对照组。C 反应蛋白是一种急性时相反应蛋白，在正常情况下血清中含量极微。在急性创伤和感染时，C 反应蛋白的血清浓度会急剧升高，是非特异性炎症反应的敏感性指标之一；IL-1α 是重要的免疫和炎症反应调节因子，可刺激其他细胞因子、细胞因子受体、急性时相反应蛋白、生长因子、黏附分子等直接参与炎症与免疫反应的基因表达；IL-6 为一类多功能炎性细胞因子，能够促进 B 细胞的激活、增殖和分化，产生免疫球蛋白，促进 T 细胞的增殖与分化以及促进相关基因活化而产生效应；TNF-α 是由单核巨噬细胞系统产生的一种肽类激素，是一种强有力的促炎性细胞因子，是机体炎症与免疫反应的重要调节因子；INF-γ 是淋巴细胞产生的细胞因子，能激活巨噬细胞，活化 NK 细胞，刺激体内单核细胞、巨噬细胞、成纤维细胞、血管内皮细胞、树突状细胞等免疫细胞，诱导其产生组织相容性复合物Ⅱ类抗原，参与抗原递呈和特异性免疫的识别等作用。机体出现急性炎症时，血清 C 反应蛋白、IL-1α、IL-6、TNF-α 水平均会出现升高，而 INF-

γ 降低。在前期临床研究中，发现急性乳腺炎患者血清 C 反应蛋白、IL-1α、IL-6、TNF-α 水平均明显高于正常对照组育龄妇女，INF-γ 则明显低于正常组，也验证了这一观点。造模组大鼠血清中 C 反应蛋白、IL-1α、IL-6、TNF-α 水平明显高于对照组，INF-γ 明显低于对照组，说明大鼠血清中出现急性炎症相关的表现，且与患者的相关细胞因子的改变相一致。这为后期进行阳和汤加减治疗对于大鼠 C 反应蛋白、IL-1α、IL-6、TNF-α、INF-γ 等细胞因子相关基因表达影响的研究打下了良好的基础。

$CD4^+$ 与 $CD8^+$ 在人类正常免疫应答过程中起着十分重要的作用，故健康人体中 T 细胞亚群数量始终保持一定的正常比例。感染性疾病易致患者 T 细胞亚群的数量和比例出现明显变化：$CD4^+$ 百分比、$CD4^+$/$CD8^+$ 明显升高，$CD8^+$ 百分比明显降低。T 细胞亚群的监测可以在一定程度上反映机体的细胞免疫功能状态。前期临床研究中，比较急性乳腺炎组患者与对照组正常育龄女性 T 细胞亚群，结果显示急性乳腺炎组 $CD4^+$ 百分比、$CD4^+$/$CD8^+$ 较对照组高，$CD8^+$ 百分比较对照组低。而造模实验中发现，造模组 T 细胞亚群 $CD4^+$ 百分比、$CD8^+$ 百分比较对照组均明显升高。比较急性乳腺炎大鼠与急性乳腺炎患者 T 细胞亚群改变，$CD4^+$ 百分比均明显升高，虽然 $CD8^+$ 百分比的改变大鼠与患者不一致，但笔者认为急性炎症对大鼠的 T 细胞亚群也引起了改变，可以通过大鼠 T 细胞亚群的研究来进一步探讨阳和汤加减对大鼠急性乳腺炎的治疗作用。

第五章 关于不乳儿乳痈(非哺乳期乳腺炎)的研究

第一节 历年来对非哺乳期乳腺炎的科研及临床研究总结

近年来楼氏对非哺乳期乳腺炎的中西医结合治疗效果进行了分析,并对目前普遍的抗生素治疗理论基础进行了分析,同时在上述基础上,将早先的非哺乳期乳腺炎诊疗规范进行了进一步的论证完善,并推广应用。现将历年来对非哺乳期乳腺炎的科研及临床研究总结如下。

(一)中西医结合治疗非哺乳期乳腺炎疗效评价

手术治疗被认为是治疗本病的根本方法,但是创造非哺乳期乳腺炎的手术时机是手术的前提。在围手术期对疾病认识不足或处理不当,则会延误病情,致病程漫长,反复发作,形成瘘管经久不愈,乳房毁损,给患者带来极大的痛苦。楼氏自 2006 年 9 月到 2010 年 6 月共收治患者 135 例,根据非哺乳期乳腺炎各期临床表现不同,在中药内治基础上配合适当的外治法,充分发挥中医外科内外合治的优势,加速炎症的控制。以阳和汤加减治疗纵贯始终,脓肿形成者在 B 超引导或定位下行脓肿细针穿刺术,瘘管形成者则配合八二丹药线引流。各期辨证施治、合理用药,如气虚者酌加黄芪;脾虚不运者酌加麦芽、鸡内金等。待局部红肿热痛等炎症反应消失,皮肤色泽恢复正常,肿块缩小、局限,血常规及 CRP 正常,脓腔消失或直径缩小至 1 cm 以内,瘘管减少、缩短或纤维化,行乳腺区段切除术、病灶清除术。手术切口的选择以术中彻底切除病变导管及炎性坏死组织为原则,病变导管从乳头根部切除,病变出现瘘管或窦道,将其连同周围部分正常乳腺组织一起切除,以保证创面为正常组织,变污染为清洁。伴有先天性乳头凹陷者,手术同时可进行乳头矫形。所有病例均行 I 期缝合。

　　楼氏曾在 2007 年 9 月至 2009 年 3 月期间收集浙江省中医院乳腺病中心门诊及住院部初诊收治的非哺乳期乳腺炎患者 79 例,按非随机同期对照原则,分为实验组、对照组 1 和对照组 2 三组。实验组用乳腺四号治疗,对照组 1 用抗生素治疗,对照组 2 用乳腺四号配合抗生素治疗,观察并记录治疗 1 周、2 周、3 周及 4 周后的症状、体征及血象、B超变化,治疗结束后综合评价其临床疗效,得出结论如下。温通法治疗较抗生素治疗具有明显的疗效优势,值得临床推广应用;温通法配合抗生素治疗不仅不能提高临床疗效,反而会影响温通法疗效的发挥,温通法治疗本病时无需配合抗生素使用。

(二)温通法治疗非哺乳期乳腺炎的疗效评价量化积分标准研究

　　目前对于非哺乳期乳腺炎的疗效判定标准较多且不统一,尚未看到量化的中医疗效评价积分标准。本研究通过分析非哺乳期乳腺炎的临床观察指标的合理性及科学性,制订规范化的疗效评价量化积分标准。笔者收集楼氏 2007 年 9 月至 2009 年 9 月浙江省中医院乳腺病中心门诊初诊收治的非哺乳期乳腺炎患者 60 例,分析研究其临床症状、体征及实验室检查指标,建立规范化的疗效评价积分参考标准。60 例患者均用温通法治疗,观察并记录治疗 1 周、2 周、3 周及 4 周后的症状、体征及血象、B超变化,治疗结束后把疗效评价积分参考标准与《中医病证诊断疗效标准》分别定为标准 1 和标准 2,分别进行疗效评价,并运用 SPSS 16.0 软件进行统计分析其评价结果。治疗 1 到 4 周后,标准 1 和标准 2 对非哺乳期乳腺炎的疗效评价均无明显差异,两者一致性较好($kappa$ >0.75)。温通法治疗非哺乳期乳腺炎标准 1 评价 1 周有效率为 58.3%,治疗 2 周的有效率为 78.4%,治疗 3 周的有效率为 86.6%,治疗 4 周有效率为 90.0%。将非哺乳期乳腺炎的中医症状、体征进行量化积分,建立的疗效评价积分参考标准与《中医病证诊断疗效标准》无明显差异,有利于疗效评价量化积分标准的进一步推广。

(三)85 例非哺乳期乳腺炎乳房脓肿患者脓液培养加药敏试验结果分析

　　很多学者认为本病为非感染性炎症,但现代医学治疗本病特别是急性期仍多采用青霉素、头孢菌素、甲硝唑等抗生素治疗。为了了解非哺乳期乳腺炎乳房脓肿患者的细菌感染及其药敏情况,分析临床治疗本病常规使用抗生素的合理性及临床价值,笔者对 85 例乳房脓肿标本进行细菌鉴定培养及药敏试验。该 85 例脓肿标本均来自 2006 年 9 月至 2010 年 8 月浙江省中医院乳腺病中心收治的非哺乳期乳腺炎乳房脓肿患者,年龄最大者 60 岁,最小者 15 岁,平均年龄 32.4 岁,其中单侧脓肿 83 例,双乳脓肿 2 例。在 B超引导定位下,按无菌操作原则,经局部消毒后行乳房脓肿穿刺术,将穿刺液分别注入培养瓶中。85 例脓肿标本致病菌培养结果:大部分无细菌生长,其中部分细菌感染者致病菌种类繁杂,较为多见者为葡萄球菌。85 例脓肿标本中无细菌生长者为 56 例(65.88%),分离出致病菌 29 株(34.12%),其中葡萄球菌 16 例(18.82%),占致病菌总数的 55.17%,而厌氧菌包括丙酸杆菌类、棒状杆菌类和肺炎克雷伯杆菌等 13 例,占致病菌总数的 44.83%；16 例葡萄球菌的药敏结果分析显示该致病菌对青霉素 G、苯唑西林、氨苄西林、复方新诺明、头孢唑啉、克林霉素和红霉素具有较强的耐药性，耐药率分别为 100%、81.8%、81.8%、81.8%、63.5%、72.7%和 72.7%；对利福平、四环素和万古霉素较为敏感，敏感率分别为 81.8%、54.5%和 100%。因此笔者认为本病患者多为无细菌感染，有细菌感染者抗生素治疗临床价值不大，且在临床过程中，笔者发现抗生素不但不能使炎症消退，反而会使炎症组织机化，肿块僵化，笔者可考虑中药内服外用治疗本病取效。

（四）非哺乳期乳腺炎单病种诊疗规范的制订和优化

非哺乳期乳腺炎是临床少见病，但是在浙江省中医院乳腺病中心是常见病。目前浙江省中医院乳腺病中心的年就诊量在 1500 人次左右，其占门诊量的 10%～15%。其早在 2005 年就制订了临床路径，以指导医师规范、合理地治疗本病。楼氏将已有的诊疗路径和浙江省的多家协作单位进行了沟通和推广，在浙江省内的几家中医院率先进行了试点推广并反馈，同时将该诊疗规范制作成表格，以信函的形式向全国乳腺病业内的专家进行征询。之后，继续完善整理，形成了符合临床实际的非哺乳期乳腺炎的诊疗规范。

第二节　温通法治疗非哺乳期乳腺炎 188 例临床疗效观察及分析

（一）温通法治疗非哺乳期乳腺炎临床疗效观察

1. 临床资料

1）病例来源

研究对象为 2008 年 1 月至 2012 年 1 月浙江省中医院乳腺病中心门诊初诊并确诊为非哺乳期乳腺炎的患者，病例总数 192 例，其中因为不能按时服药排除 4 例，实际纳入病例数 188 例。188 例病例中，所有患者均为女性，年龄最大者 72 岁，最小者 15 岁，中位年龄 31 岁；病程最短 1 天，最长 300 天；初发 138 例（占 73.40%），复发 50 例（26.60%）；单纯左乳发病 98 例，单纯右乳发病 81 例，双乳发病 9 例。

随机抽取其中 60 例患者，年龄最大者 45 岁，最小者 15 岁，中位年龄 30 岁；单纯左乳患病 33 例，单纯右乳患病 26 例，双乳发病 1 例；病程最短 4 天，最长 160 天；初发 48 例（占 80.00%），复发 12 例（20.00%）。

2）诊断标准

参照国家中医药管理局颁布《中医病证诊断疗效标准》。

①发病以一侧乳晕部较为多见,亦有双侧同时发病。患者常伴有乳头内缩史,在凹陷的乳头内可有带臭味的渣样物质分泌。少数患者伴有乳头溢液,呈血性或水样。

②乳晕旁有结块伴疼痛,皮色微红,7～10 天成脓。溃后脓液带有臭味,久不收口,或愈合后又复发。化脓时有发热、头痛。

③反复发作,可致瘢痕形成,在乳晕部出现僵硬之肿块,且与皮肤粘连。

④溃后久不收口,形成乳漏,其特征是用球头银丝从疮孔中探入,可从乳头中穿出。

⑤本病多发于非哺乳期(20～40 岁)的女性。

⑥钼靶 X 线摄片、乳晕导管造影或乳头溢液涂片检查,有助诊断。

⑦本病应与乳腺癌相鉴别。

3) 病例选择标准

(1) 纳入标准　符合本病诊断标准的门诊初诊患者。

(2) 排除标准

①妊娠期妇女,哺乳期妇女,过敏体质或对本药过敏者。

②合并有心血管、脑血管、肝、肾和造血系统等严重原发性疾病,糖尿病或精神病患者。

③不符合纳入标准,未按规定用药,无法判断疗效,或资料不全等影响疗效或安全性判断者。

2. 治疗方法

楼氏的经验方——阳和汤加减:熟地黄 12 g、鹿角片(先煎)15 g、麻黄 6 g、白芥子 12 g、炮姜 6 g、路路通 12 g、穿山甲(先煎)12 g、昆布 15 g、甘草 6 g。每天一剂,水煎,分早晚两次服用,7 天为 1 个疗程。成脓者同时行穿刺抽脓术。B 超定位,在脓腔最低部位标记。患者取平卧位,常规消毒患乳,用 12 号针头从标记处进针抽脓。术后压迫针孔 1～2 min 止血,用无菌敷料敷贴。

1) 观察指标及方法

(1) 用药前后的症状、体征　观察内容包括:乳房疼痛;皮肤红肿范围(cm^2);乳头溢液;乳房肿块数目、大小(cm^2)及质地;脓肿数目及大小(cm^2);窦道溃口数目及大小(cm^2)。初诊和治疗 1～4 周内每周按要求填写"浆细胞性乳腺炎临床病例资料采集表"(见附录)。

(2) 用药前后客观指标检测

① 炎性指标:血常规(WBC、NE、NE%)、CRP、ESR。由浙江省中医院检验科测定。

② 血清性激素:随机抽取 188 例患者中的 79 例患者治疗前黄体期及痊愈后第一个月经周期黄体期的静脉血,离心后取血清,采用化学免疫发光法检测 FSH、LH、PRL、PT、E_2 的含量。由浙江省中医院检验科测定。

③ T 细胞亚群:随机抽取 188 例患者中的 54 例(无其他合并疾病,非妊娠、哺乳期

患者)对其进行外周血 T 细胞亚群检测,并随机抽取正常组 54 例的外周血 T 细胞亚群检测作为对照组。由浙江省中医院检验科测定。

2) 疗效判定标准

Lou's 浆细胞性乳腺炎疗效评价量化积分表。

3) 统计分析方法

采用 SPSS 17.0 统计软件包,以"$\overline{X} \pm S$"表示"均数±标准差",计量资料采用 t 检验,以 $P < 0.05$ 为差异有统计学意义,$P < 0.01$ 为差异有显著性。

3. 结果

1) 临床表现

(1) 治疗前的症状体征 188 例病例中,乳房疼痛 158 例(占 84.04%),皮肤红肿 92 例(占 48.94%),乳房肿块 187 例(占 99.47%),乳房脓肿 44 例(占 23.40%),乳房破溃 48 例(占 25.53%),乳房窦道 27 例(占 14.36%),患侧乳头溢液 68 例(占 36.17%),详见表 5-1。

表 5-1　局部症状体征出现概率情况

症状体征	乳房疼痛	皮肤红肿	乳房肿块	乳房脓肿	乳房破溃	乳房窦道	乳头溢液
有	84.04%	48.94%	99.47%	23.40%	25.53%	14.36%	36.17%
无	15.96%	51.06%	0.53%	76.60%	74.47%	85.64%	63.83%

(2) 治疗前血常规、CRP、ESR 188 例病例中,WBC 升高 32 例(占 17.02%),NE% 升高 78 例(占 41.49%),CRP 升高 36 例(占 19.15%),ESR 升高 58 例(占 30.85%),详见图 5-1。异常病例中主要以 NE% 及 ESR 升高为主。研究显示 WBC 升高不明显,以 NE% 升高为主。本病虽为炎症性疾病,然炎症较为局限,且由于本病是由乳管阻塞、导管内脂质分泌物向管周组织溢出造成的化学性炎症,全身炎症反应如发热、血象改变等并不明显。

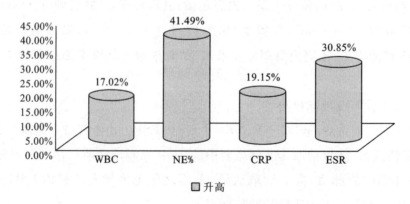

图 5-1　炎性指标升高情况

2) 治疗前后症状体征的变化

治疗前和治疗 1 周后、2 周后、3 周后、4 周后观察,乳房疼痛分别为 158 例(占84.04%)、84 例(占 44.68%)、62 例(占 32.98%)、41 例(占 21.81%)、22 例(占11.70%),疼痛明显缓解;乳房肿块分别为 187 例(占 99.47%)、168 例(占 89.36%)、148例(占 78.72%)、121 例(占 64.36%)、107 例(占 56.91%);皮肤红肿分别为 92 例(48.94%)、60 例(占 31.91%)、55 例(占 29.26%)、30 例(占 15.96%)、24 例(占12.77%)。乳房肿块和皮肤红肿变化幅度较大,详见表 5-2、图 5-2。

表 5-2　治疗前与治疗 1~4 周后症状体征变化表

症状体征	治疗前	1 周后	2 周后	3 周后	4 周后
	百分比/(%)	百分比/(%)	百分比/(%)	百分比/(%)	百分比/(%)
乳房疼痛	84.04	44.68	32.98	21.81	11.70
乳房肿块	99.47	89.36	78.72	64.36	56.91
皮肤红肿	48.94	31.91	29.26	15.96	12.77

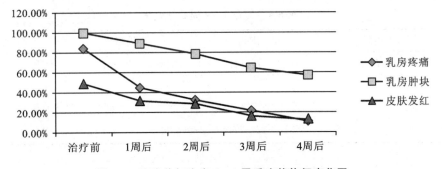

图 5-2　治疗前与治疗 1~4 周后症状体征变化图

治疗前和治疗 1 周后、2 周后、3 周后、4 周后观察,乳房胀肿分别为 44 例(占23.40%)、33 例(占 17.55%)、22 例(占 11.70%)、14 例(占 7.45%)、15 例(占 7.98%);乳房破溃分别为 48 例(占 25.53%)、46 例(占 24.47%)、38 例(占 20.21%)、38 例(占20.21%)、26 例(占 13.83%);乳房窦道分别为 27 例(14.36%)、22 例(占 11.70%)、19例(占 10.11%)、14 例(占 7.45%)、12 例(占 6.38%)。乳房胀肿变化幅度较大,详见表5-3、图 5-3。

表 5-3　治疗前与治疗 1~4 周后症状体征变化表

症状体征	治疗前	1 周后	2 周后	3 周后	4 周后
	百分比/(%)	百分比/(%)	百分比/(%)	百分比/(%)	百分比/(%)
乳房胀肿	23.40	17.55	11.70	7.45	7.98
乳房破溃	25.53	24.47	20.21	20.21	13.83
乳房窦道	14.36	11.70	10.11	7.45	6.38

3) 治疗 1~4 周后疗效

阳和汤加减治疗后疗效观察,1 周后治愈 8 例(4.26%),好转 96 例(51.06%),无效

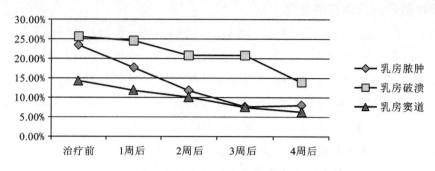

图 5-3　治疗前与治疗 1~4 周后症状体征变化图

84 例（44.68％），总有效 104 例（55.31％）；2 周后治愈 15 例（7.98％），好转 122 例（64.89％），无效 51 例（27.13％），总有效 137 例（72.87％）；3 周后治愈 39 例（20.74％），好转 113 例（60.11％），无效 36 例（19.15％），总有效 152 例（80.85％）；4 周后治愈 59 例（31.38％），好转 100 例（53.19％），无效 29 例（15.43％），总有效 159 例（84.57％）。详见表 5-4、图 5-4。

表 5-4　治疗 1~4 周后疗效表

疗效	1 周后		2 周后		3 周后		4 周后	
	例数	百分比/（％）	例数	百分比/（％）	例数	百分比/（％）	例数	百分比/（％）
治愈	8	4.26	15	7.98	39	20.74	59	31.38
好转	96	51.06	122	64.89	113	60.11	100	53.19
无效	84	44.68	51	27.13	36	19.15	29	15.43

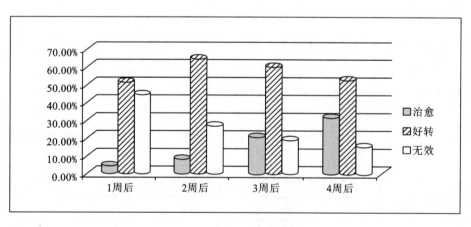

图 5-4　治疗 1~4 周后疗效图

4）治疗前后 WBC、NE％、CRP、ESR 的变化

治疗后 WBC、NE％、CRP 和 ESR 均下降，经配对 t 检验，差异均有统计学意义，$P<0.05$。以 CRP、ESR 差异最为明显，详见表 5-5。

表 5-5　治疗前后 WBC、NE%、CRP、ESR 情况比较($\overline{X}\pm S$)

组别	WBC/($\times 10^9$/L)	NE%/(%)	CRP/(mg/L)	ESR/(mm/h)
治疗前	8.75 ± 1.80	66.79 ± 11.54	9.45 ± 14.32	22.45 ± 14.93
治疗后	$6.16\pm1.35^{\triangle}$	$61.98\pm10.25^{\triangle}$	$3.79\pm5.67^{\triangle}$	$13.46\pm9.36^{\triangle}$

注:$\triangle$ 与治疗前比较,$P<0.05$。

5)治疗前后血清性激素的变化

治疗后 PRL 较治疗前下降,经配对 t 检验统计,差异有显著性,$P<0.01$;治疗后 FSH、LH、PT 和 E_2 较治疗前均降低,但差异均无统计学意义,$P>0.05$,详见表 5-6。

表 5-6　治疗前后性激素情况比较($\overline{X}\pm S$)

组别	FSH/(mIU/mL)	LH/(mIU/mL)	PRL/(ng/mL)	PT/(ng/mL)	E_2/(pg/mL)
治疗前	5.17 ± 3.46	10.75 ± 6.97	23.25 ± 12.78	11.49 ± 6.54	173.25 ± 58.61
治疗后	$4.45\pm2.76^{*}$	$7.78\pm6.46^{*}$	$14.36\pm9.58^{\triangle}$	$9.74\pm8.37^{*}$	$159.54\pm78.43^{*}$

注:$*$ 与治疗前比较,$P>0.05$;$\triangle$ 与治疗前比较,$P<0.01$。

6)54 例浆细胞性乳腺炎 T 细胞亚群检测报告

实验组与正常组相比较,经配对 t 检验统计,T 辅 CD3$^+$/CD4$^+$、T 抑 CD3$^+$/CD8$^+$、CD4$^+$/CD8$^+$ 较正常组升高,差异有统计学意义,$P<0.05$;T CD3$^+$、NK 细胞较正常组降低,差异均无统计学意义,$P>0.05$;计量资料采用 t 检验,等级资料采用秩和检验,见表5-7。

表 5-7　54 例浆细胞性乳腺炎 T 细胞亚群检测($\overline{X}\pm S$)

组别	T CD3$^+$/(%)	T 辅 CD3$^+$/CD4$^+$	T 抑 CD3$^+$/CD8$^+$	CD4$^+$/CD8$^+$	NK 细胞/(%)
正常组	69.69 ± 9.45	33.57 ± 7.93	28.34 ± 8.95	1.31 ± 0.59	19.03 ± 8.99
实验组	$68.38\pm7.42^{*}$	$37.54\pm7.30^{\triangle}$	$24.34\pm5.80^{\triangle}$	$1.91\pm1.86^{\triangle}$	$17.90\pm7.60^{*}$

注:$*$ 与正常组比较,$P>0.05$;$\triangle$ 与正常组比较,$P<0.05$。

(二)97 例脓液细菌培养报告分析

1. 材料与方法

1)标本来源

97 例脓液标本来自 2008 年 1 月到 2012 年 1 月浙江省中医院乳腺病中心收治浆细胞性乳腺炎脓肿期患者。年龄在 18～75 岁,平均 31 岁。其中左乳脓肿 57 例,右乳脓肿 40 例。

2)仪器

全自动血培养仪(BACT/ALERT®3D),购自法国生物梅里埃公司;全自动微生物鉴定仪(美国 PHOENIX-100),购自美国 BD 公司。

3)培养基

血平板培养基、巧克力平板培养基,均购自法国生物梅里埃公司。

4）标本的分离

培养均严格按照《全国临床检验操作规程》的要求进行。选取浆细胞性乳腺炎脓肿期患者，局部行脓肿穿刺，抽取脓液，分别注入两个增菌培养瓶中，置入全自动血培养仪中分别进行需氧和厌氧培养，待培养仪报警阳性后，抽取少许培养液，转种到血平板和巧克力平板培养基上，置于35 ℃培养箱中孵育18～24 h，挑取菌落，采用全自动微生物鉴定仪，进行细菌鉴定和药敏试验。

2. 结果

97 例浆细胞性乳腺炎脓肿期患者的脓液标本中培养出来的致病菌种类繁多，主要致病菌为表皮葡萄球菌。其中无细菌生长者为 49 例，占总数的 50.52％，有致病菌者为48 例（49.48％），其中表皮葡萄球菌 16 例，占致病菌总数的 33.33％。具体结果见表5-8。

表 5-8　细菌培养结果

细菌种类	例数	百分比/（％）
表皮葡萄球菌	16	16.49
痤疮丙酸杆菌	7	7.22
金黄色葡萄球菌	4	4.12
无枝菌酸棒状杆菌	3	3.09
人葡萄球菌	2	2.06
极小棒状杆菌	2	2.06
贪婪丙酸杆菌	2	2.06
肺炎克雷伯杆菌	4	4.12
产黑普雷沃菌	1	1.03
假白喉棒状杆菌	1	1.03
山羊葡萄球菌	1	1.03
棒状杆菌群	1	1.03
华纳氏葡萄球菌	1	1.03
藤黄微球菌	1	1.03
解脲棒状杆菌	1	1.03
咽炎链球菌	1	1.03
无细菌生长	49	50.52
合计	97	100

(三)典型病例

1. 病例介绍

患者,女,31岁,因"发现左乳肿块伴红肿热痛2月余"就诊。

患者2月余前无明显诱因出现左乳晕肿块,伴明显疼痛,呈进行性增大,在外院静脉滴注青霉素、头孢菌素类抗生素30余天,内服清热解毒中药14剂,未见明显好转,遂来我院。

入院查体:左乳晕周围可见一大小约8 cm×11.5 cm红肿范围,且可及一4 cm×5 cm左右肿块,质地较硬,边界欠清;双腋下未及肿大淋巴结。

该患者左乳肿块,伴红肿热痛明显,挤压乳头可见少量豆腐渣样物质溢出,故首先考虑左乳浆细胞性乳腺炎。查乳房B超提示:左乳不均匀低回声,考虑脓肿形成;左乳腺体增生。实验室检查:血常规及CRP正常,ESR 48 mm/h。脓肿穿刺液送细菌培养提示表皮葡萄球菌生长;药敏试验结果为对青霉素类、头孢菌素类、克林霉素、红霉素等常用抗生素均耐药,敏感抗生素为万古霉素、利福平、呋喃妥因。考虑敏感抗生素副作用较大,且部分价格昂贵,遂予中药内服,配合B超定位引导下细针穿刺抽脓,治疗1周后,左乳肿块明显缩小,红肿热痛逐渐消失,复查ESR恢复正常。行局部病变导管区段切除术,术后愈合良好。继予前方案治疗4周,左乳肿块消失。随访至今,未见复发。其初诊及治疗2周、3周、4周后及手术后2个月复查时左乳照片分别见图5-5、5-6、5-7、5-8、5-9。

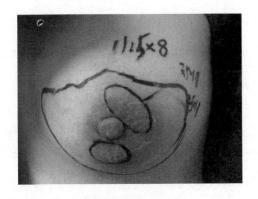 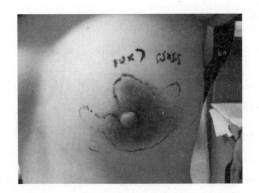

图5-5　初诊照片　　　　　　　　　　　图5-6　治疗2周后照片

2. 楼氏对该病例的点评

本病为无菌性炎症性疾病,病情易反复发作,形成瘘管,经久不愈,治疗不当可致乳房毁损。目前治疗本病多采用抗生素,成脓者行脓肿切排术,然在临床上抗生素对该病的治疗效果并不理想,而反复脓肿切排更使患者痛苦不堪。本例患者采用常规治疗,病情反复。浆细胞性乳腺炎的治疗要点在于彻底清除原发病灶,中药可有效缩小病变范围,甚至达到临床治愈。予中药治疗缩小炎症范围,再行手术彻底清除病变导管及周围坏死组织,并予Ⅰ期缝合,达到了创伤小、痛苦少、外形改变小、疗效佳、复发率低的目的。

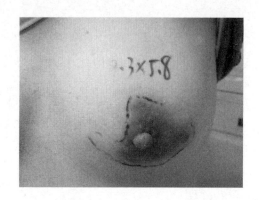
图 5-7 治疗 3 周后照片

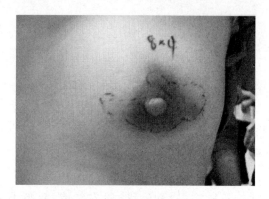
图 5-8 治疗 4 周后照片

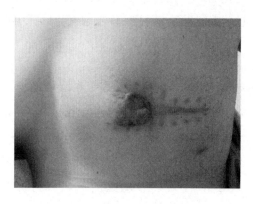
图 5-9 手术后 2 个月复查

（四）临床疗效分析及量化指标、量化分级的确立的基础及意义

1. 临床疗效分析

本研究中，采用温通法配合穿刺抽脓术治疗浆细胞性乳腺炎 188 例。研究结果显示 188 例病例中，乳房疼痛 158 例（占 84.04%），皮肤红肿 92 例（占 48.94%），乳房肿块 187 例（占 99.47%），乳房脓肿 44 例（占 23.40%），乳房破溃 48 例（占 25.53%），乳房窦道 27 例（占 14.36%），患侧乳头溢液 68 例（占 36.17%）。从比例上来看乳房肿块、乳房疼痛、皮肤红肿、乳头溢液、乳房脓肿是浆细胞性乳腺炎最典型的表现。部分患者病情进一步发展皮肤破溃易形成窦道。

188 例病例中，WBC 升高 32 例（占 17.02%），NE% 升高 78 例（占 41.49%），CRP 升高 36 例（占 19.15%），ESR 升高 58 例（占 30.85%）。异常病例中主要以 NE% 及 ESR 升高为主。研究显示 WBC 升高不明显，以 NE% 升高为主。本病虽为炎症性疾病，然炎症较为局限，且由于本病是由乳管阻塞、导管内脂质分泌物向管周组织溢出造成的化学性炎症，全身炎症反应如发热、血象改变等并不明显。故治疗过程中以及疗效判定时当因人因病情而异，不应过度依赖血象的改变来指导临床。

"治病必求于本"，本病病因在乳管堵塞，初起多为无菌性炎症，若使用抗生素治疗，一则无灭菌之功,二则无疏通之效,疗效自不理想。单用抗生素治疗虽可杀灭部分致病菌,但不能有效阻止病情发展。乳管不通,病因不除,病情自是不能顺利缓解或暂时缓解后亦易反复。且临床发现长期使用抗生素治疗的患者中,极易形成乳房僵块,出现炎症组织机化、欲消不消、欲脓不脓的情况,导致病情迁延难愈。温通法则不然,它是以温阳、通阳之功,达温散、温消、温通为目的的治法。"温"能散寒,寒去则血脉自通,"通"能荡涤乳管,使乳管内瘀滞之物得以排出,通乳络以去积乳,和营血以散瘀滞,行气滞以消气结。由此乳管得通、瘀滞得散、结块得消,配合成脓期的穿刺抽脓,可谓标本同治,疗效显著。且本法操作简便,见效快,能最大可能地缩小患者的病变范围,减小手术创伤,最大可能保全乳房外观,易于被患者接受,非常值得推广应用。

本病是由于导管内脂质分泌物向管周组织溢出造成的化学性炎症,全身炎症反应如发热、血象改变等并不明显,治疗后总体血象改变无统计学意义亦属正常。

2. 量化指标

笔者参考了权威的诊断标准。首先是依据《中医外科学》中指出的临床表现,具体内容如下。①乳头溢液:多表现为间歇性、自发性的输乳孔粉刺样或油脂样分泌物,并伴有臭味。②乳房肿块:最为常见,往往起病突然,发病迅速。患者乳房局部疼痛不适,呈刺痛或钝痛,并发现肿块。肿块多位于乳晕区,或向某一象限伸展。肿块大小不等,直径大多小于 3 cm,个别可达 10 cm 以上。肿块形状不规则,质地硬韧,边界欠清,无包膜,常与皮肤粘连,但无胸壁固定,可推移。继则肿块出现红肿热痛,红肿范围可迅速扩大,若炎症得不到控制,则形成脓肿,可出现乳房皮肤水肿或伴有患侧腋下淋巴结肿大。③乳房部漏:脓肿自溃破或切开后脓液中夹有粉渣样物,并形成与乳头相通的瘘管,经久不愈,反复发作。其次《现代中医乳房病学》中浆细胞性乳腺炎可分为四期:①溢液期:乳头溢液是一种早期表现,多为自发性、间歇性乳头溢液,呈水样、乳汁样、浆液性、脓血性或血性,量有多有少。输乳孔多有白色脂质样分泌物,并带有臭味。②肿块期:往往起病突然,发展迅速,乳房局部疼痛不适,并有肿块。继则肿块红肿灼热,但乳房疼痛及全身反应均较急性乳腺炎轻。③脓肿期:乳房肿块软化,形成脓肿。破溃后流出的脓液中常夹杂粉刺样或脂质样物质。④瘘管期:常形成通向输乳孔的瘘管,溃口久不收敛,周围皮肤颜色暗红,或呈湿疹样改变。如反复溃破后逐渐形成瘢痕,局部组织坚硬不平,则乳头更显凹陷。反复溃破以致造成复杂性的乳房瘘管和窦道。

参照以上标准,笔者制作了临床观察表,且已经做临床试验证实(见前文"临床疗效分析")。对临床症状和理化指标的改善尽量选用客观化的量化指标,建立能够全面反映临床疗效并突出中医药疗效优势的西医疾病疗效指标,已基本确立乳房疼痛、乳头溢液、乳房肿块、乳房脓肿、乳房破溃、皮肤红肿、乳房窦道、血常规和 CRP、乳房 B 超的量化指标,详见附录 3。

3. 量化分级的确立

在历年来的实验中,笔者曾行量化分级的研究,初步设定了量化积分。

4．疗效评价

标准 1:Lou's 浆细胞性乳腺炎疗效评价量化积分表。

标准 2:国家中医药管理局颁布的《中医病证诊断疗效标准》;林毅、唐汉钧主编的《现代中医乳房病学》(人民卫生出版社,2003)。

（1）治愈　肿块消失,瘘管愈合。

（2）好转　红肿热痛消失,肿块缩小,瘘管近愈。

（3）无效　肿块不消,瘘管不愈。

笔者经以前的临床试验证实,标准 1 和标准 2 完全吻合,而标准 1 量化更精细,可操作和统计,更科学、规范。

(五)关于血清性激素与乳腺、浆细胞性乳腺炎的讨论

乳腺是多种激素的靶器官,正常乳房的生长、发育和内分泌都是在大脑皮层和丘脑下部进行的,多种内分泌激素发挥着重要作用,其中卵巢激素和垂体前叶激素对乳腺的影响最大。卵巢是女性的性腺,其主要功能为排卵及合成、分泌两种女性激素,即雌激素和孕激素。雌激素主要是促进乳腺发育,使乳腺脂肪组织增多,导管细胞增生,导管系统增大、扩张、延伸、分支增多,导管周围间质内血管增多,乳头、乳晕增大、着色,并可使分泌催乳的细胞肥大。雌激素主要包括雌二醇、雌三醇及雌酮,其中生物活性最强的是雌二醇。黄体生成素和卵泡刺激素均是由脑垂体产生的性激素,男女均有。在男性,黄体生成素的主要功能是刺激睾丸间质细胞分泌男性激素;在女性,其主要功能是刺激卵巢分泌雌激素。卵泡刺激素在男性,其功能是促进睾丸曲细精管的成熟和精子的生成;在女性,其功能是促进卵泡发育和成熟,及协同黄体生成素促使发育成熟的卵泡分泌雌激素和排卵,参与正常月经的形成。它的产生受下丘脑促性腺激素释放激素的控制,同时受卵巢雌激素的反馈调控。对乳腺的作用,主要是通过刺激卵巢分泌雌激素而发挥作用。孕酮是卵巢分泌的具有生物活性的主要孕激素。绝大部分由排卵后卵巢内黄体分泌,它与雌激素共同作用,使乳腺腺泡发育,并在妊娠期为泌乳做准备。泌乳素是一种多肽激素,也叫催乳素,是脑垂体所分泌的激素中的一种。妇女在怀孕后期及哺乳期,催乳素分泌旺盛,以促进乳腺发育与泌乳。

目前浆细胞性乳腺炎的病因病理尚不清楚,认为本病与内分泌紊乱相关已基本达成共识。早在 1976 年 Hadfield 就提出本病为退行性变,病变与内分泌有关,所谓浆细胞性乳腺炎,实质上是一种自身免疫性疾病。之后许多学者相继提出相似的结论,如 Shoousha 等认为与绝经期妇女催乳素分泌紊乱有关。石松魁认为与内分泌失调及乳房退行性变有关。吴诚义等认为本病多发生在绝经期妇女,与雌激素水平下降有关。朱思卓等认为乳腺导管随月经周期的生理变化,导管组织周期性增生、扩张与修复。乳腺是内分泌的敏感器官,下丘脑-垂体-生殖轴内分泌失控,可引起卵巢、肾上腺皮质功能紊乱,导致激素比例失调,雌激素和催乳素增加,孕酮水平相对降低,可能是良性乳腺导管

疾病的病因。其结果造成乳腺导管增生与复旧不全、扩张与囊性变,乳腺结构紊乱。目前学术界基本形成了一种比较经典的病因病理学说:初起由于乳腺导管上皮不规则增生,分泌功能失常,乳头和乳晕下乳管内大量含脂质的分泌物积聚,引起导管扩张,随后乳管内积聚物分解,其分解出的化学性产物刺激乳管周围组织,引起炎症浸润及纤维增生,此种病变扩展,累及一部分乳腺形成肿块,有时炎症呈急性发作形成脓肿。

内分泌失调是造成浆细胞性乳腺炎的重要原因,笔者观察 79 例患者治疗前后的性激素水平,研究结果表明,PRL 较治疗前下降,经配对 t 检验统计,差异有显著性($P<0.01$);治疗后 FSH、LH、PT 和 E_2 较治疗前均降低,但差异均无统计学意义($P>0.05$)。笔者曾观察温通法治疗浆细胞性乳腺炎治疗前后性激素的变化,说明阳和汤加减可降低 PRL,可能起到调节内分泌功能的作用。

(六) 关于浆细胞性乳腺炎脓液细菌培养结果

浆细胞性乳腺炎是由各种原因引起的乳腺导管阻塞,导致导管内脂质分泌物向管周组织溢出造成的无菌性炎症,化脓者多伴有细菌感染,Dixon 称本病可能与细菌感染尤其是厌氧菌感染有关。Bundred 从乳头溢液、乳晕部脓肿穿刺和乳头瘘管中均分离和培养到细菌。亦有人提出本病的发生可能与结核菌 L 型的感染有关,或可能为乳腺结核的亚型。西医在治疗本病过程中,无论化脓与否,均常规应用抗生素来控制炎症。然研究结果显示,97 例患者中无细菌生长者为 49 例,占总数的 50.52%。究其原因,可能与前期抗生素的使用有关,因此笔者认为抗生素虽能杀灭致病菌,但并不能有效控制病情发展,临床中不应常规应用;对于在细菌培养中已无细菌生长的病例,更无需使用抗生素,可选择中药治疗。

本研究显示,培养出的浆细胞性乳腺炎的致病菌种数繁多,主要培养出表皮葡萄球菌为 16 例,占致病菌总数的 33.33%。具体致病菌包括金黄色葡萄球菌 4 株、表皮葡萄球菌 16 株、痤疮丙酸杆菌 7 株、肺炎克雷伯杆菌 3 株、人葡萄球菌 2 株、贪婪丙酸杆菌 2 株、无枝菌酸棒状杆菌 3 株、产黑普雷沃菌 4 株、山羊葡萄球菌 1 株及假白喉棒状杆菌 1 株等。菌种较杂,且有厌氧菌,无相对集中的敏感抗生素,亦非青霉素类、头孢菌素类等常规抗生素治疗能见效,故脓肿期患者当及早进行脓液细菌培养加药敏试验,以防止因常规经验用药而延误病情,减少不必要的医药浪费。西医治疗过程中,如若脓肿持续存在,应定期反复行细菌培养加药敏试验,以便及时了解致病菌的变化,一旦培养提示无细菌生长,当停用抗生素而选择中药治疗。鉴于本病初起即为无菌性炎症,脓肿期亦有 50.52% 的病例脓液中无细菌生长,剩余的病例脓液中虽检出致病菌,然菌种繁杂,无相对集中的敏感抗生素,故浆细胞性乳腺炎治疗中不建议常规应用抗生素,而可单用中医药治疗。因为本病病因主要在于乳管堵塞,初起多为无菌性炎症,若使用抗生素治疗,一则无灭菌之功,二则无疏通之效,疗效自不理想,即便是后期伴细菌逆行感染引起脓肿破溃者,研究显示亦有 50.52% 的患者脓液行细菌培养后显示无细菌生长,剩余 49.48%

的患者脓液虽检出细菌,但大多对人的致病性较弱或无致病性,大部分细菌与表面污染有关,且诚如前文所言,本病病根在于乳管堵塞,抗生素无疏通乳管之功效,乳管不通,病因不除,病情自是不能顺利缓解或暂时缓解后亦易反复,反而由于前期抗生素的应用,影响了温通法中药疗效的发挥。

临床上浆细胞性乳腺炎患者治疗前都会进行脓液培养及药敏试验,一般结果为未见细菌生长或未发现表皮葡萄球菌、痤疮丙酸杆菌。痤疮丙酸杆菌是一种革兰染色阳性的厌氧短杆菌,细胞内寄生,属于皮肤的正常菌群,一般寄居在皮肤的毛囊及皮脂腺中。表皮葡萄球菌是机体的正常菌群,对人的致病性较弱或无致病性,因其属皮肤的正常菌群,在患者穿刺前的皮肤消毒工作中可能有残留,从而导致培养可见,一般不另做药敏试验。

(七)T细胞亚群在浆细胞性乳腺炎中变化的意义

根据 T 细胞表面分化抗原将成熟 T 细胞分为 CD4$^+$ 和 CD8$^+$ 两大亚群,CD4$^+$ 为辅助/诱导 T 细胞,CD8$^+$ 为抑制/杀伤 T 细胞,CD3$^+$ 代表全部 T 细胞。CD4$^+$ 是人体免疫系统中的一种重要免疫细胞,CD4$^+$ 主要表达于辅助性 T(Th)细胞,是 Th 细胞 TCR(T cell receptor,T 细胞受体)识别抗原的共受体,与 MHC II (major histocompatibility complex II)类分子的非多肽区结合,参与 Th 细胞 TCR 识别抗原的信号转导。CD4$^+$ 也是 HIV 的受体,由于艾滋病病毒攻击对象是 CD4$^+$,所以其检测结果对艾滋病治疗效果的判断和对患者免疫功能的判断有重要作用。CD8$^+$ 是 T 细胞的一个亚群,在特异性免疫反应中起着识别和呈递抗原的重要作用,CD8$^+$ 和其他类的 T 细胞一样起源于骨髓,在胸腺内成熟,成熟后再随着淋巴循环到达全身各处,相当一些 CD8$^+$ 储存于脾脏、扁桃体和淋巴结等器官内。CD8$^+$ 表面含有两种特征分子,一类是 TCR 分子,一类是 MHC I 类分子。MHC I 由一条 α 糖蛋白链和一条 β 糖蛋白链构成。CD8$^+$ 通过表面的 MHC I 分子与 CD4$^+$ 等其他免疫细胞的 MHC II 分子结合,从而识别与其他免疫细胞表面结合的抗原物质。CD3$^+$ 分子通过盐桥与 TCR 相连,参与 T 细胞的信号转导,主要用于标记胸腺细胞、T 细胞及 T 细胞淋巴瘤。正常机体中各 T 细胞亚群相互作用,维持着机体的正常免疫功能。当不同淋巴细胞亚群的数量和功能发生异常时,机体就可出现免疫紊乱并发生一系列的病理变化。目前越来越多的研究说明,T 细胞亚群在各种临床疾病如自身免疫病、免疫缺陷病、变态反应性疾病、再生障碍性贫血、病毒感染、恶性肿瘤等都有异常改变。因此,T 细胞亚群的检测对控制这些疾病的发生、发展,了解疾病的机制,指导临床治疗都有极其重要的意义,它已作为临床研究的一种重要手段。

T 细胞亚群与自身免疫病和免疫缺陷病的关系密切。现已普遍认为在自身免疫病中,CD8$^+$ 的数量减少和功能低下是发病的重要因素,有时发病也因 CD4$^+$ 数量增加和功能提高。而 CD4$^+$/CD8$^+$ 减小是免疫缺陷病的重要指征。

人类 T 细胞亚群和病毒感染的关系现已被证明,很多感染性疾病和免疫抑制有关,$CD4^+/CD8^+$ 的倒置被认为是病毒感染性疾病的重要指征。结核病患者外周血总 $CD4^+$ T 细胞中以初始细胞为主,而抗原特异性 $CD4^+$ T 细胞中则以中央记忆细胞为主,说明结核病患者可产生抗原特异性记忆 T 细胞,参与长效免疫,可能在防止再感染或降低再感染的严重程度方面起重要作用。再生障碍性贫血患者白细胞介素-2 的活性水平明显高于正常人,提示再生障碍性贫血患者 T 细胞及淋巴因子网络失衡,与其发病有关。急性乳腺炎时检测患者 T 细胞亚群水平的变化,对疾病的预后估计、疗效的监测有着一定的临床意义。

T 细胞亚群和肿瘤的发生有关,许多研究都证实肿瘤患者外周血中 T 细胞亚群数值异常,其特征是患者体内 $CD3^+$、$CD4^+$ 明显减少,而 $CD8^+$ 明显增加,$CD4^+/CD8^+$ 显著降低。在实体瘤患者如肝癌、乳腺癌等患者中都有 $CD3^+$、$CD4^+$ 计数降低,$CD8^+$ 计数增多,$CD4^+/CD8^+$ 明显降低的现象。上述结果说明肿瘤患者的细胞免疫功能处于免疫抑制状态,患者对识别和杀伤突变细胞的能力下降,形成了肿瘤的生长、转移。

本文中实验结果显示浆细胞性乳腺炎患者的外周血 T 细胞、NK 细胞总数低于正常人,无统计学意义。浆细胞性乳腺炎患者 T 辅 $CD3^+/CD4^+$ 较正常人高,说明 $CD4^+$ 计数少;实验组比正常组 T 抑 $CD3^+/CD8^+$ 降低,表示浆细胞性乳腺炎患者的 $CD8^+$ 计数增多;$CD4^+/CD8^+$ 增高,提示 $CD4^+$ 增殖分化比 $CD8^+$ 多,这不能反映免疫功能低下,故本研究目前不能显示浆细胞性乳腺炎与免疫功能降低有特定相关性。但笔者将继续观察浆细胞性乳腺炎的 T 细胞亚群分类及免疫类指标的检测,进一步进行统计分析。

(八)浆细胞性乳腺炎与肉芽肿性乳腺炎的鉴别

以瘘管窦道期为主要临床表现的浆细胞性乳腺炎与肉芽肿性乳腺炎较难鉴别。在门诊中,肉芽肿性乳腺炎的患者也为数不少,尽管发病率较低,但是危害极大,且较难认识,因此对其鉴别讨论如下。

病名的鉴别:肉芽肿性乳腺炎(granulomatous mastitis,GM)又称肉芽肿性小叶性乳腺炎(GLM)、哺乳后瘤样肉芽肿性乳腺炎、特发性肉芽肿性乳腺炎等,是指乳腺的非干酪样坏死局限于小叶的肉芽肿性病变,临床较少见,占所有需要外科手术的乳腺疾病的 0.025%～3%。主要临床表现以乳房肿块为主,不痛或微痛,表面皮肤不红或微红,特点为质地韧硬,长径多在 1.5～10 cm,边界不清,形态欠规则,表面不光滑,可与皮肤或周围组织粘连,活动度差,可伴有同侧腋窝淋巴结肿大。肉芽肿性乳腺炎患者发病年龄在 17～52 岁,而以 30～40 岁为多见。常发于单侧乳房,除乳晕区外的其他部位均可发生,但以外上象限为多见。浆细胞性乳腺炎(plasma cell mastitis,PCM)又称乳腺导管扩张症(mammary duct ectasia,MDE),是以乳晕处集合管明显扩张、管周纤维化、炎性细胞(特别是浆细胞)浸润为特征的复杂而多样化的慢性良性非细菌性乳腺化脓性疾病。多在非哺乳期或非妊娠期发病,常伴有先天性乳头凹陷,占乳房良性病变的 4%～5%。

在病因及发病机理方面,两者的病因和发病机理均不明确,但对发病的相关因素已有很多深入的研究。目前认为浆细胞性乳腺炎与乳腺导管排泄障碍、异常激素刺激导管分泌和厌氧菌感染有关。由于上皮细胞碎屑及含脂质分泌物积聚,充满乳晕下乳管内,使其扩张,造成周围纤维组织增厚,管腔内瘀积的脂质类物质分解后,产物由管内渗出,刺激周围组织引起浆细胞、淋巴细胞为主的异物反应性瘤样变,病变以乳管为中心。

一般认为 GM 属自身免疫性疾病,与患者服用避孕药有关;Kiefer 等报道其与棒状杆菌感染有关;Brown 等认为其是乳汁所致的免疫反应和局部超敏反应;Fletcher 等认为该病与高催乳素血症等体内激素失衡或感染、创伤、化学刺激引起的小叶肉芽肿炎症有关;另外 GM 还与霉菌和放线菌感染有关。病变以乳腺小叶为中心,呈多灶性分布。

在临床表现方面,GM 多发生于已婚、经产的妇女,且以单侧外上象限多发,肿块大者可累及整个乳房。常以乳房单发肿块为主要表现,不痛或微痛,肿块质硬,长径多在 1.5～10 cm,边界不清,表面不光滑,与皮肤、周围组织粘连,全身症状多不明显,少数可伴有发热,肿块增大迅速,若不及时治疗,短期内可出现乳房脓肿,溃破后形成窦道,经久不愈。而浆细胞性乳腺炎临床表现前面已有论述。

在 GM 的治疗中,楼氏根据其临床表现及病理基础,使用中医"异病同治"的方法用温通法治疗,效果较佳。

(九) 小结

浆细胞性乳腺炎的相关研究,首先采用文献整理方法,探析古代与当代医家对浆细胞性乳腺炎的不同认识与治疗,提出楼氏治疗浆细胞性乳腺炎的独特学术思想;在以往的基础上,笔者扩大临床病例,再次验证前面设计的临床观察表、Lou's 疗效评价量化积分表的有效性、科学性,及治疗的疗效。笔者收集了 2008 年 1 月至 2012 年 1 月浙江省中医院乳腺病中心门诊、病房收治的非哺乳期乳腺炎病例共计 188 例,分别分析其临床症状、体征及血常规、CRP、血清性激素、T 细胞亚群的变化及临床疗效观察,得出了如下结论。①浆细胞性乳腺炎也属于标阳本阴证,温通法配合穿刺治疗浆细胞性乳腺炎是中医治疗浆细胞性乳腺炎的最好方法之一。②浆细胞性乳腺炎的发病可能与细菌感染关系不大,抗生素的作用也有限。③浆细胞性乳腺炎可能与乳腺导管阻塞,非哺乳期垂体催乳素分泌过多有关。④课题研究制订的浆细胞性乳腺炎单病种诊疗规范,经过整理后可加以推广应用,总结出"浆细胞性乳腺炎亦属标阳本阴之证,乳积寒凝,实当温阳通散;即使脓成,亦应穿刺抽脓,免除刀圭之苦,分期论治,实不能避免时行矫形手术,并以温通法贯彻始终"。

第三节 乳腺四号治疗浆细胞性乳腺炎疗效观察及分析

（一）临床资料

1）病例来源

2007 年 9 月至 2009 年 3 月浙江省中医院乳腺病中心门诊及住院部初诊确诊为浆细胞性乳腺炎的患者,病例总数共 79 例。

2）诊断标准

参照国家中医药管理局颁布的《中医病证诊断疗效标准》。

3）病例选择标准

（1）纳入标准　①符合本病诊断标准、非溢液期患者。②门诊或病房初诊患者。

（2）排除标准　①妊娠期妇女、哺乳期妇女、过敏体质或对乳腺四号过敏者。②合并有心血管、脑血管、肝、肾和造血系统等严重原发性疾病,糖尿病或精神病患者。③不符合纳入标准、未按规定用药、无法判断疗效或资料不全等影响疗效或安全性判断者。

（二）治疗方法

1）分组

采用非随机同期对照原则分组,将入组的 79 例病例分为实验组、对照组 1 和对照组 2 三组,分别为 36 例、26 例和 17 例。

2）治疗方法

（1）实验组　熟地黄 12 g、鹿角片(先煎)15 g、麻黄 6 g、白芥子 12 g、姜炭 6 g、路路通 12 g、穿山甲(先煎)12 g、昆布 15 g、甘草 6 g。每天一剂,水煎,分早晚两次服用,7 天为 1 个疗程。成脓者同时行穿刺抽脓术。

（2）对照组 1　抗生素治疗。有细菌培养及药敏试验结果者,按药敏试验结果选择敏感抗生素治疗;无药敏结果者,选择青霉素类或头孢菌素类抗生素治疗,具体剂量及用法视病情而定,7 天为 1 个疗程。成脓者同时行穿刺抽脓术。

（3）对照组 2　熟地黄 12 g、鹿角片(先煎)15 g、麻黄 6 g、白芥子 12 g、姜炭 6 g、路路通 12 g、穿山甲(先煎)12 g、昆布 15 g、甘草 6 g。每天一剂,水煎,分早晚两次服用,加抗生素治疗(药物选择及应用同对照组 1),7 天为 1 个疗程。成脓者同时行穿刺抽脓术。

3）观察指标及方法

（1）用药前后症状体征　观察内容包括:乳房疼痛;皮肤红肿范围(cm^2);乳房肿块

数目、大小（cm²）及质地；脓肿数目及大小（cm²）；溃口数目及大小（cm²）。初诊和治疗1～4周内每周按要求填写"浆细胞性乳腺炎临床病例资料采集表"。

（2）用药前后客观指标检测　①血常规（WBC、NE、NE%）、CRP：每周1次。由浙江省中医院检验科测定。②乳房B超：每周1次。由浙江省中医院B超室测定。

4）疗效判定标准

参照国家中医药管理局颁布的《中医病证诊断和疗效标准》，林毅、唐汉钧主编的《现代中医乳房病学》（人民卫生出版社，2003）。

（1）治愈　乳房肿块及红肿疼痛消失，瘘管愈合，全身症状消失。

（2）好转　红肿热痛消失，肿块缩小，瘘管大部分愈合，有潜在疮口未愈或僵块未消。

（3）未愈　乳房仍有红肿热痛，瘘管不愈，甚至病变范围有扩大。

5）统计分析方法

采用SPSS 16.0统计软件包，以"$\overline{X} \pm S$"表示"均数±标准差"，计量资料采用t检验，计数资料采用χ^2检验，等级资料采用秩和检验，以$P < 0.05$为差异有统计学意义，$P < 0.01$为差异有显著性。

（三）结　果

1）临床资料

（1）一般资料　年龄最大者72岁，最小者19岁，平均（32.91±9.95）岁。未生育20例，已生育59例。单纯左乳患病39例，单纯右乳患病37例，双乳发病3例。病程最短1天，最长270天，平均（49.51±56.37）天。初发62例（占78.48%），复发17例（占21.52%）。

（2）临床表现及分期　79例病例中，皮肤红肿69例（占87.34%），乳房肿块77例（占97.47%），乳房疼痛69例（占87.34%），乳房脓肿28例（占35.44%），乳房破溃20例（占25.32%），瘘管形成3例（占3.80%），伴患侧乳头凹陷48例（占60.76%），患侧乳头溢液31例（占39.24%）；详见图5-10。79例病例中，肿块期34例（占43.04%），脓肿期42例（占53.16%），瘘管期3例（占3.80%）。

（3）血常规及CRP　79例病例中，WBC计数升高10例（占12.66%），降低4例（占5.06%）；中性粒细胞绝对值升高13例（占16.46%），降低2例（占2.53%）；中性粒细胞百分比（NE%）升高35例（占44.30%），降低5例（占6.33%）；CRP升高9例（占11.39%）。本病多数患者血常规及CRP表现正常，异常病例中是以NE%升高为主，详见图5-11。

（4）细菌培养加药敏结果　本组42例脓肿期病例中，10例因各种原因（如脓液量少、脓肿破溃等）未行脓液细菌培养加药敏试验。32例行脓液细菌培养加药敏试验，结果显示20例无细菌生长，占62.50%；培养出致病菌12株，占样本量的37.50%，包括金

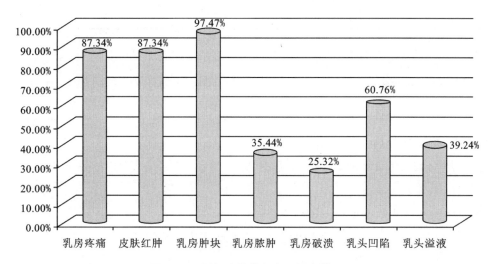

图 5-10　局部症状体征出现概率情况

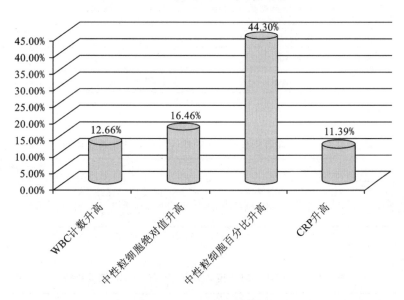

图 5-11　炎性指标升高情况

黄色葡萄球菌 1 株、表皮葡萄球菌 5 株、人葡萄球菌 2 株、贪婪丙酸杆菌 1 株、沙门菌属某些种 1 株、亚利桑那菌 1 株及痤疮丙酸杆菌 1 株,详见表 5-9。

表 5-9　细菌培养结果

培养结果	例数	百分比/(%)
无细菌生长	20	62.50
金黄色葡萄球菌	1	3.13
表皮葡萄球菌	5	15.63
人葡萄球菌	2	6.25
贪婪丙酸杆菌	1	3.13
沙门菌属某些种	1	3.13

续表

培养结果	例数	百分比/(%)
亚利桑那菌	1	3.13
痤疮丙酸杆菌	1	3.13
合计	32	100

2）组间可比性分析

经统计学分析组间年龄、病程、疾病分期及 WBC、NE%、CRP 指标方面，$P>0.05$，无显著差异，具有可比性。

3）治疗前后 WBC、NE%、CRP 的变化

实验组和对照组药物在一定程度上均能降低 WBC、NE% 和 CRP，但无统计学意义，$P>0.05$；详见表 5-10 至 5-12。

表 5-10　治疗前后实验组 WBC、NE%、CRP 情况比较

组别	WBC/($\times10^9$/L)	NE%	CRP/(mg/L)
治疗前	7.46±2.22	66.25±12.79	13.69±36.64
治疗后	6.92±1.69*	64.75±7.91*	2.75±2.80*

注：* 与治疗前比较，$P>0.05$。

表 5-11　治疗前后对照组 1 WBC、NE%、CRP 情况比较

组别	WBC/($\times10^9$/L)	NE%	CRP/(mg/L)
治疗前	7.59±2.94	67.74±11.73	9.85±30.93
治疗后	6.70±1.69*	63.84±6.27*	2.62±2.30*

注：* 与治疗前比较，$P>0.05$。

表 5-12　治疗前后对照组 2 WBC、NE%、CRP 情况比较

组别	WBC/($\times10^9$/L)	NE%	CRP/(mg/L)
治疗前	7.65±2.06	66.64±19.19	5.00±7.95
治疗后	7.40±1.79*	68.54±8.38*	3.35±3.12*

注：* 与治疗前比较，$P>0.05$。

4）临床疗效

（1）实验组和对照组的 1 周疗效比较　治疗 1 周后，实验组、对照组 1 和对照组 2 的好转率分别为 88.89%、53.85%、82.35%。经秩和检验，其中实验组与对照组 1 比较，$\chi^2=9.526$，$P<0.05$，组间差异有统计学意义，中药治疗组疗效优于抗生素治疗组；实验组与对照组 2 比较，$\chi^2=0.422$，$P>0.05$，组间差异无统计学意义，即中药治疗组与中药加抗生素治疗组相比，疗效无明显差异；对照组 1 与对照组 2 比较，$\chi^2=3.592$，$P>0.05$，组间差异无统计学意义，即抗生素治疗组与中药加抗生素治疗组的疗效无显著差异，详

见表 5-13、图 5-12。

表 5-13 实验组和对照组的 1 周疗效比较

组别	治愈		好转		无效	
	例数	百分比/(%)	例数	百分比/(%)	例数	百分比/(%)
实验组	0	0	32	88.89	4	11.11
对照组 1	0	0	14	53.85	12	46.15
对照组 2	0	0	14	82.35	3	17.65

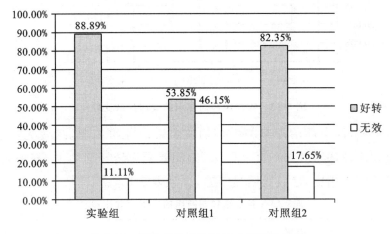

图 5-12 实验组和对照组的 1 周疗效比较

(2) 实验组和对照组的 2 周疗效比较 治疗 2 周后,实验组、对照组 1 和对照组 2 的好转率分别为 91.67%、53.85%、82.35%。经秩和检验,其中实验组与对照组 1 比较,$\chi^2=11.584$,$P<0.05$,组间差异有统计学意义,即中药治疗组疗效优于抗生素治疗组;实验组与对照组 2 比较,$\chi^2=0.979$,$P>0.05$,组间差异无统计学意义,即中药治疗组与中药加抗生素治疗组相比,疗效无明显差异;对照组 1 与对照组 2 比较,$\chi^2=3.592$,$P>0.05$,组间差异无统计学意义,即抗生素治疗组与中药加抗生素治疗组的疗效无显著差异,详见表 5-14、图 5-13。

表 5-14 实验组和对照组的 2 周疗效比较

组别	治愈		好转		无效	
	例数	百分比/(%)	例数	百分比/(%)	例数	百分比/(%)
实验组	0	0	33	91.67	3	8.33
对照组 1	0	0	14	53.85	12	46.15
对照组 2	0	0	14	82.35	3	17.65

(3) 实验组和对照组的 3 周疗效比较 治疗 3 周后,实验组、对照组 1 和对照组 2 的治愈率分别为 16.67%、15.38%、5.88%;好转率分别为 69.44%、34.62%、76.47%。经秩和检验,其中实验组与对照组 1 比较,$\chi^2=5.378$,$P<0.05$,组间差异有统计学意义,中药治疗组疗效优于抗生素治疗组;实验组与对照组 2 比较,$\chi^2=0.838$,$P>0.05$,组间

101

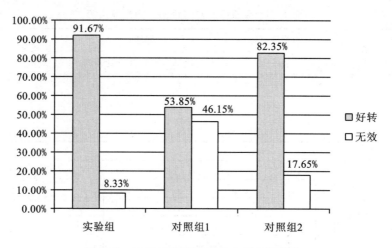

图 5-13　实验组和对照组的 2 周疗效比较

差异无统计学意义,即中药治疗组与中药加抗生素治疗组相比,疗效无明显差异;对照组 1 与对照组 2 比较,$\chi^2=1.896$,$P>0.05$,组间差异无统计学意义,即中药加抗生素治疗组与抗生素治疗组相比,疗效无明显差异,详见表 5-15、图 5-14。

表 5-15　实验组和对照组的 3 周疗效比较

组别	治愈		好转		无效	
	例数	百分比/(%)	例数	百分比/(%)	例数	百分比/(%)
实验组	6	16.67	25	69.44	5	13.89
对照组 1	4	15.38	9	34.62	13	50.00
对照组 2	1	5.88	13	76.47	3	17.65

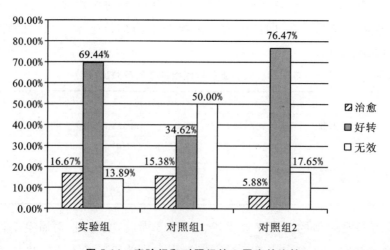

图 5-14　实验组和对照组的 3 周疗效比较

（4）实验组和对照组的 4 周疗效比较　治疗 4 周后,实验组、对照组 1 和对照组 2 的治愈率分别为 47.20％、26.90％、23.50％；好转率分别为 44.40％、23.10％、58.80％。经秩和检验，其中实验组与对照组 1 比较，$\chi^2 = 8.345$，$P < 0.05$，组间差异有统计学意义，即中药治疗组疗效优于抗生素治疗组；实验组与对照组 2 比较，$\chi^2 = 2.946$，$P >$ 0.05，组间差异无统计学意义，即中药治疗组与中药加抗生素治疗组相比，疗效无明显差异；对照组 1 与对照组 2 比较，$\chi^2 = 1.648$，$P > 0.05$，即中药加抗生素治疗组与抗生素治疗组相比，疗效无明显差异，详见表 5-16、图 5-15。

表 5-16　实验组和对照组的 4 周疗效比较

组别	治愈		好转		无效	
	例数	百分比/(%)	例数	百分比/(%)	例数	百分比/(%)
实验组	17	47.22	16	44.44	3	8.33
对照组 1	7	26.92	6	23.08	13	50.00
对照组 2	4	23.53	10	58.82	3	17.65

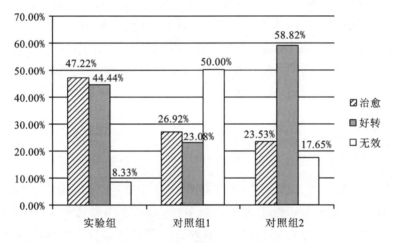

图 5-15　实验组和对照组的 4 周疗效比较

（四）分析与讨论

1）病因病机讨论

（1）现代医学对浆细胞性乳腺炎病因病机的认识　浆细胞性乳腺炎的确切病因还不清楚，目前认为该病的发生、发展可能由以下因素造成：①大乳管阻塞：主要原因是乳头发育不良，表现为乳头凹陷。研究对象中伴有患侧乳头凹陷者 48 例，占 60.76％，由此可见，乳头发育畸形为引起本病的重要原因；伴有患侧乳头溢液者 31 例，占 39.24％，可见众多患者存在着乳腺导管引流不畅、阻塞、分泌物瘀滞等情况。②乳管周围炎症：乳晕下导管阻塞，引起导管扩张，到一定程度可使管壁上皮萎缩，管内积聚的类脂质及上皮细胞碎屑腐蚀管壁后管壁破损，上皮碎屑和有刺激性的磷脂进入间质而导致自身免疫反应，大量浆细胞浸润。③细菌逆行感染：乳管的通而不畅可继发细菌感染，病程从无菌性炎症转化为化脓性炎症。本研究从 32 例行脓液细菌培养加药敏试验的病例中，检出的致病菌 12 株,包括金黄色葡萄球菌 1 株、表皮葡萄球菌 5 株、人葡萄球菌 2 株、贪婪丙酸杆菌 1 株、沙门菌属某些种 1 株、亚利桑那菌 1 株及痤疮丙酸杆菌 1 株。④其他:外伤、乳晕区手术、哺乳期有乳汁潴留或哺乳困难、自身免疫等。

(2) 祖国医学对本病病因病机的认识　中医学认为,本病属先天禀赋不足,乳头发育异常,造成乳头内陷或畸形,复因情志不畅,肝气郁滞,疏泄失常,或过食炙煿之品,脾胃运化失常,湿热内蕴上蒸乳窍;或肾阴亏虚,虚火上炎,耗伤营阴,乳窍失养,造成营气不从,逆于肉里,瘀久化热,热盛肉腐,乳络失养,痈肿形成。如治疗失当,乳晕部溃破,脓血并出。本病有肿疡和溃疡之变,肿疡以乳晕部炎性包块为主,溃疡以乳晕部慢性瘘口为主,病久可致气血虚弱。

楼氏认为,本病有红肿热痛、化脓成瘘、形成僵块等表现,均由乳管瘀滞、结聚成块、瘀久化热、热盛肉腐而成,其本在郁、在壅塞不通,治之当以温通为上。

2) 发病特点讨论

结合本研究结果,本病在发生、发展过程中存在以下特点:①发病率从 1.41% 到 5.36% 不等;②发病年龄以 30～50 岁多见,本研究 79 例病例中,年龄最小者 19 岁,最大者 72 岁,平均(32.91±9.95)岁;③病变一般为单侧,左右差别不大,本研究 79 例病例中,单纯左乳患病 39 例,单纯右乳患病 37 例,双乳发病仅 3 例;④病灶多靠近乳晕区;⑤病程长、易反复发作,形成瘘管,经久难愈,给患者带来巨大痛苦,本研究 79 例病例中,病程最短 1 天,最长 270 天,平均(49.51±56.37)天;⑥误诊率高,各家报道从 18.20%～90.52% 不等;⑦复发率高,本研究 79 例病例中,初发 62 例(占 78.48%),复发 17 例(占 21.52%)。

3) 临床表现讨论

(1) 症状体征改变　本病临床表现复杂多样,主要表现为乳头溢液,乳晕旁肿块,反复发作的红肿疼痛、化脓,瘘管形成,迁延不愈。本研究结果显示本病临床表现中以乳房肿块最多见,本研究中约 97.47% 的患者出现乳房肿块,其次为皮肤红肿、乳房疼痛、乳头凹陷、乳头溢液、乳房脓肿、乳房破溃和瘘管形成,出现频率分别为 87.34%、87.34%、60.76%、39.24%、35.44%、25.32% 和 3.80%。由此可见,肿块是浆细胞性乳腺炎的一个重要体征。根据肿块伴随症状的不同,霍彦平等将其分为三类:①炎性肿块型:表现为局部有红肿、压痛或脓肿形成;②无痛性肿块型;③慢性瘘管型。据本研究显示炎性肿块型最多,约占所有肿块的 93.51%(72/77)。

(2) 血常规及 CRP 改变　本研究 79 例病例初诊时均行血常规及 CRP 检查,结果显示白细胞计数升高者仅占 12.66%(10/79);中性粒细胞绝对值升高占 16.46%(13/79);中性粒细胞百分比升高者占 44.30%(35/79);CRP 升高者占 11.39%(9/79)。研究显示本病多数患者血常规及 CRP 表现正常,异常病例中以中性粒细胞百分比升高为主。故笔者认为本病虽为炎症性疾病,然炎症主要集中在患侧乳房局部,较为局限,且由于本病是由乳管阻塞、导管内脂质分泌物向管周组织溢出造成的化学性炎症,全身炎症反应如发热、血象改变等并不明显,临床诊断治疗过程中无需过度依赖此类检查。

　　(3)细菌培养加药敏结果分析　　浆细胞性乳腺炎是由各种原因引起的乳腺导管阻塞,导致导管内脂质分泌物向管周组织溢出造成无菌性炎症,化脓者多伴有细菌感染,西医在治疗本病过程中,无论化脓与否,均常规应用抗生素来控制炎症。然本研究结果显示,62.50%(20/32)的脓肿期患者细菌培养加药敏结果显示无细菌生长,究其原因,可能与前期抗生素的使用有关。由此笔者认为抗生素虽能杀灭致病菌,但并不能有效控制病情发展,临床中不应常规应用;对于在细菌培养中已无细菌生长的病例,更无需使用抗生素,可选择中药治疗。

　　本研究亦显示,32例脓液标本中,仅培养出致病菌12株,占样本量的37.50%,包括金黄色葡萄球菌1株、表皮葡萄球菌5株、人葡萄球菌2株、贪婪丙酸杆菌1株、沙门菌属某些种1株、亚利桑那菌1株及痤疮丙酸杆菌1株。菌种较杂,且后四种属于厌氧菌,无相对集中的敏感抗生素,亦非青霉素类、头孢菌素类等常规抗生素治疗能见效,故脓肿期患者当及早进行脓液细菌培养加药敏试验,以免因常规经验用药而延误病情,增加不必要的医药浪费。西医治疗过程中,如若脓肿持续存在,应定期反复行细菌培养加药敏试验,以便及时了解致病菌的变化,一旦细菌培养提示无细菌生长,可停用抗生素而选择中药治疗。

　　鉴于本病初起即为无菌性炎症,脓肿期患者中亦有62.50%的病例脓液中无细菌生长,剩余37.50%的病例中虽检出致病菌,然菌种繁杂,无相对集中的敏感抗生素,故浆细胞性乳腺炎治疗中不建议常规应用抗生素,而可纯用中医药治疗。

　　4)温通法治疗浆细胞性乳腺炎

　　(1)温通法治疗浆细胞性乳腺炎理论的提出　　楼氏认为,本病有红肿热痛,化脓成瘘,形成僵块等表现,均由乳管瘀滞、结聚成块、瘀久化热、热盛肉腐而成,其本在瘀、在壅塞不通,而乳性清寒,其瘀为寒瘀,温之则通,通则不痛,通则无瘀,无瘀何以化脓成瘘。故楼氏提出虽其表现为红肿热痛、化脓之阳热证候,然其本寒也,治病求本,温通治之,其病必瘥。且王洪绪在《外科证治全生集·痈疽总论》亦云:世人但知一概清火而解毒,殊不知毒即是寒,解寒而毒自化,清火而毒愈凝。然毒之化必由脓,脓之来必由气血,气血之化,必由温也。在此认识基础上,结合多年临床摸索,楼氏创造性地在阳和汤的基础上加减化裁制成院内协定方乳腺四号,用治浆细胞性乳腺炎各期。方中熟地黄得麻黄则不黏滞,不仅能滋阴补血,填精补髓,并能通血脉,温肌腠;麻黄温通发散,气味清轻,外可宣透皮毛腠里,内可深入积痰凝血,得熟地黄则通络而不发表;鹿角片补血益精,温肾助阳,鹿角片得补阴之熟地黄而供其生化,熟地黄得补阳之鹿角片更有生化之机,即"阳无阴则无以生,阴无阳则无以化"之意;姜炭温肌肉,入营血;白芥子善祛皮里膜外之痰,能祛寒湿痰邪;路路通祛风通络;穿山甲消肿排脓,使脓未成者消散,已成脓者速溃。诸药合用,温阳通络、化痰散结,临床每获良效。

　　(2)温通法治疗浆细胞性乳腺炎的理论基础探讨　　中医基础理论认为,人体应以阳气为根本,阳主阴从,人的一切外在生命活动皆需阳气之温煦。《素问·生气通天论》曰:

阳气者,若天与日,失其所,则折寿而不彰,故天运当以日光明。从根本上强调了维护人体阳气的重要意义。高秉钧在《疡科心得集·辨乳痈乳疽论》云:况乳本血化,不能漏泄,遂结实肿,乳性清寒,又加凉药,则肿硬者难溃脓,溃脓者难收口矣。女子以血为本,浆细胞性乳腺炎的病理产物如脓液、渗出液皆为气血所化,久则气随血耗,致阳气不足,阳气不足则病不能愈,从而形成恶性循环。

《黄帝内经太素·任脉》中杨上善注道:手足厥阴少阳多气少血,以阳多阴少也。手足太阴阳明多血气,以阴阳俱多谷气故也。可见在生理状态下,两者都以"阳多"为主,因此在其治疗上应该从恢复其生理状态入手。且王洪绪在《外科证治全生集·痈疽总论》指出:世人但知一概清火而解毒,殊不知毒即是寒,解寒而毒自化,清火而毒愈凝。然毒之化必由脓,脓之来必由气血,气血之化,必由温也,岂可凉乎。

元·杨清叟《仙传外科集验方》指出不能过用寒凉之药,但用"南星、姜汁酒二药调匀敷,即可内消",而"初发之时,切不宜用凉药冰之。盖乳者,血化所成不能漏泄,遂结实肿核。其性清寒,若为冷药一冰,凝结不散,积久而外血不能化乳者,方作热痛,蒸逼乳核而成脓。其苦异常,必烂尽而后已"。《外科冯氏锦囊秘录精义》中云:乳性本清冷,勿用寒凉药。而寒凉药易伤脾胃,后天失养则气血不生,生化乏源,在产妇则乳汁不生,在非产妇则导致疾病迁延日久,故治疗宜温阳为妥。

5)疗效分析

本研究中,采用温通法中药、抗生素和温通法中药配合抗生素分别治疗浆细胞性乳腺炎 36 例、26 例和 17 例。

研究结果显示中药治疗组疗效优于抗生素治疗组($P<0.05$),即温通法治疗浆细胞性乳腺炎疗效优于抗生素治疗组。分析原因,笔者认为,治病必求于本,本病病因在乳管堵塞,初起多为无菌性炎症,若使用抗生素治疗,一则无灭菌之功,二则无疏通之效,疗效自不理想;即便是后期伴细菌逆行感染引起化脓、破溃者,研究显示亦有 62.50% 的患者行细菌培养后显示无细菌生长,剩余 37.50% 的患者虽检出致病菌,单用抗生素治疗虽可杀灭部分致病菌,但不能有效阻止病情发展。且诚如前文所言,本病病根在于乳管堵塞,抗生素无疏通乳管之功效,乳管不通,病因不除,病情自是不能顺利缓解或暂时缓解后亦易反复。且临床发现长期使用抗生素治疗的患者中,极易形成乳房僵块,出现炎症组织机化、欲消不消、欲脓不脓的情况,导致病情迁延难愈。温通法则不然,它是以温阳、通阳之功,达温散、温消、温通为目的的治法。"温"能散寒,寒去则血脉自通,"通"能荡涤乳管,使乳管内瘀滞之物得以排出,通乳络以去积乳,和营血以散瘀滞,行气滞以消气结。由此乳管得通、瘀滞得散、结块得消,配合成脓期的穿刺抽脓,可谓标本同治,疗效显著。且本法操作简便,见效快,能最大可能地缩小患者的病变范围,减小手术创伤,最大可能保全乳房外观,易于被患者接受,非常值得推广应用。

研究结果显示温通法中药治疗组与温通法中药配合抗生素治疗组相比,疗效无统计学差异($P>0.05$),故笔者认为抗生素的联合应用并无提高疗效的作用。究其原因,笔者认为本病本为无菌性炎症，伴细菌感染者比例并不高，故抗生素的应用对浆细胞性乳腺炎患者群体而言，收效甚微；对无细菌感染的患者个体而言，可谓毫无疗效。从节约医药资源及减轻患者经济负担的角度考虑，浆细胞性乳腺炎的治疗中，选择温通法中药治疗时无需配合抗生素使用。

研究结果显示温通法中药配合抗生素治疗与单用抗生素治疗相比，未见明显疗效优势（$P>0.05$），结合前文温通法中药单独应用的疗效优于抗生素治疗的实验结果，笔者认为两者联合应用，不但无提高疗效之功用，反而由于抗生素的联合应用，影响了温通法中药疗效的发挥。结合临床长期应用抗生素治疗易形成乳房僵块这一临床现象，笔者认为抗生素类药可能性属寒凉，寒性收引凝滞，使用后导致气血凝滞，与温通法恰好背道而驰。故临床上不推荐两者合并使用，鉴于温通法中药的良好疗效，建议直接选用温通法中药治疗。

研究结果显示乳腺四号及抗生素对炎症指标的改善无统计学差异（$P>0.05$）。本病虽为炎症性疾病，然炎症主要集中在乳房患病部位，较为局限，且本病是由于导管内脂质分泌物向管周组织溢出造成的化学性炎症，全身炎症反应如发热、血象改变等并不明显，治疗后总体血象改变无统计学意义亦属正常。故治疗过程中以及疗效判定时当因人因病情而异，不应过度依赖血象的改变来指导临床。

（五）小结

本研究 79 例病例按非随机同期对照原则分为实验组、对照组 1、对照组 2 三组，分别为 36 例、26 例和 17 例；三组在年龄、病程、疾病分期及 WBC、NE％、CRP 方面具有可比性。对三组治疗前后疗效进行综合判定，结果显示三组药物对浆细胞性乳腺炎均有治疗作用，但实验组优于对照组 1，实验组与对照组 2 相比无统计学差异，对照组 1 与对照组 2 相比无统计学差异。乳腺四号和抗生素能一定程度改善 WBC、NE％和 CRP 等炎症指标，但差异无统计学意义。

由于时间有限，本课题仅对温通法治疗浆细胞性乳腺炎的临床疗效做了初步研究，下一步可加大样本量，将观察指标进一步客观化后继续进行深入研究，并通过建立实验性乳腺炎大鼠模型，探索温通法中药干预乳腺炎性病变的作用机制，为深入探讨温通法治疗乳腺炎性病变提供可靠实验依据。

第六章 关于乳岩炎性样变的研究

第一节 楼氏温通法治疗乳岩炎性样变 36 例临床观察

（一）临床资料

1. 病例来源

观察浙江省中医院 2003 年至 2012 年门诊及病房收治的 36 例乳岩炎性样变患者的临床资料，其中 9 例为炎性乳岩，10 例为局部晚期乳岩溃后，9 例为湿疹样乳岩糜烂，8 例为晚期乳岩术后胸壁及腋下卫星灶溃烂，均经病理证实为乳岩，年龄范围为 29～65 岁，平均年龄 47 岁，就诊前病程 0.5～24 个月。

2. 一般情况

9 例炎性乳岩中，均行粗针活检，6 例证实为浸润性导管癌，1 例髓样癌，2 例浸润性小叶癌；ER 阳性 3 例，ER 阴性 6 例；5 例淋巴结转移。

10 例局部晚期乳岩溃后，均行粗针穿刺、麦默通穿刺活检及手术切除表面一小部分组织活检，证实 9 例为浸润性导管癌，其中 3 例伴有炎细胞浸润，考虑溃后感染，1 例为浸润性小叶癌，淋巴结转移 5 例；ER 阳性 6 例，ER 阴性 4 例。

8 例晚期乳岩术后胸壁及腋下卫星灶溃烂，也均经穿刺及手术活检证实，2 例为浸润性癌淋巴结转移，6 例为浸润性癌。

9 例湿疹样乳岩糜烂患者中，经穿刺病理证实，导管内癌 3 例，浸润性癌 6 例；ER 阳性 8 例，ER 阴性 1 例；1 例淋巴结转移。

（二）治疗方法

在浙江省中医院治疗过程中，均使用温通法，用阳和汤加减配合溃烂时使用三氧化二砷外敷，且结合美国国立综合癌症网络（NCCN）指南，选择化疗、放疗、生物靶向治疗、内分泌治疗。

（三）治疗结果

1. 9 例炎性乳岩患者

2 例无法手术,且行化疗 6 个疗程仍无法手术,其中 1 例 1 年内死亡,1 例 15 个月内死亡;4 例行新辅助化疗 4 次后行手术治疗,1、2、5 年仍生存例数分别是 4 例、3 例、2 例;3 例患者直接行手术治疗,1、2、5 年仍生存例数分别是 3 例、2 例、2 例,5 年生存率为44.44%。

2. 10 例局部晚期乳岩溃后患者

均行三氧化二砷隔日换药外敷,先行新辅助化疗各 3～6 次,其中 1 例患者在 1 年内死亡;其余未行手术治疗,1、2、5 年仍生存例数分别是 9 例、7 例、3 例,5 年生存率为 30%。

3. 8 例晚期乳岩术后胸壁及腋下卫星灶溃烂患者

经化疗、局部放疗、内分泌治疗后,1、2、5 年仍生存例数分别是 7 例、4 例、2 例,5 年生存率为 25%。

4. 9 例湿疹样乳岩糜烂患者

6 例先行新辅助化疗后行手术治疗,均行改良根治术,1 例行乳腺单纯切除术加腋窝淋巴结清扫,2 例直接行改良根治术。1、2、5 年仍生存例数分别是 9 例、7 例、3 例,术后5 年生存率为 33.33%。

（四）分析与讨论

从以上临床疗效观察中可知,使用综合治疗配合中医中药及外治法治疗 36 例乳岩炎性样变患者中,因患者均为恶性程度较高的晚期乳岩患者,故 5 年的生存率较低,为33.33%,但经中医中药配合外治后,明显提高了 5 年的生存率。因病例数少,患者病变分期不同,无法进行同期对比,仅以临床疗效做一讨论。炎性乳岩术后生存率较低,据文献报道,综合治疗使炎性乳岩患者的 5 年生存率达到 35%～55%。近几十年来,大量的乳岩临床试验结果证实,辅助性全身治疗可以有效清除亚临床肿瘤播散病灶,提高乳岩患者的长期生存率和无瘤生存率,辅助性全身治疗和局部治疗结合成为乳岩治疗的新模式。使用中医中药后几例患者可明显观察到局部肿块变软,皮肤表面红肿改善。

三氧化二砷一直被认为是毒药,有致癌、致畸、致突变作用,但我国古代早有应用砒霜等砷类药物以毒攻毒并治疗包括肿瘤在内恶疾的记载。鉴于本研究患者其肿块巨大,同时皮肤溃烂的特殊情况,运用三氧化二砷外用,结合辅助化疗,内外合治,加速肿块缩小,溃烂面收口,收到满意效果。

10 例局部晚期乳岩溃后患者中有 1 例患者,其全身状况较差,右侧乳房外上象限可见一大小约 10 cm×8 cm 菜花样溃烂面,表面有大量渗液,色清,伴恶臭,且伴有低热,疼痛较其,未就医时每两小时服用散利痛一片。为明确诊断,行右乳肿块穿刺活检,标本送病理检查,结果提示炎性肉芽及坏死组织中见少量异型细胞,建议肿块切取活检或术中冰冻。再次行活检仍提示炎性肉芽、大量炎细胞浸润。遂行右乳肿块局部切取活检,标本送病理检查,结果提示右侧小块皮肤、真皮见癌细胞(考虑乳腺导管癌)。楼氏给予阳和汤加减中药 7 剂,配合三氧化二砷外敷后,症状明显较前减轻,溃疡面缩小,疼痛减轻,后配合新辅助化疗 4 次,改良根治术后现生存 6 年无复发。

(五)小结

36 例乳岩炎性样变患者,9 例炎性乳岩患者,5 年生存率为 44.44%;10 例局部晚期乳岩溃后患者,5 年生存率为 30%;8 例晚期乳岩术后胸壁及腋下卫星灶溃烂患者,5 年生存率为 25%;9 例湿疹样乳岩糜烂患者,术后 5 年生存率为 33.33%。

综上可知,36 例乳岩炎性样变患者中,因患者均为恶性程度较高的晚期乳岩患者,故 5 年的生存率较低,但通过中医药治疗,临床症状改善明显,因此可以总结如下。①乳岩炎性样变也属于标阳本阴证,温通法也适用于治疗乳岩炎性样变。②阳和汤加减内服配合三氧化二砷外治,结合化疗、放疗、生物靶向治疗、内分泌治疗是治疗晚期乳岩的好方法。该法可以缓解患者痛苦,延长生存期,提高生活质量,减轻化疗的毒副作用,并有小部分患者可获得手术机会,甚至痊愈。

第二节 典型病例

(一)病史

患者,女,46 岁,因"发现右乳肿块 2 年余,局部溃烂 1 月余"入院。

患者 2 年前无意间发现右乳肿块,约核桃大小,无局部红肿热痛,无恶寒发热,于当地医院就诊,建议其手术治疗,患者拒绝,后未引起重视。半年前无明显诱因下右乳肿块迅速增大至约乒乓球大小,患者仍未引起重视。4 月前出现右乳疼痛难忍,伴形体消瘦,仍未就诊,自服散利痛片。1 月前右乳肿块增大至约排球大小,肿块前外侧皮肤破溃、腐烂,流大量脓液,恶臭,形体极度消瘦,精神欠佳,遂来本院就诊。

(二)专科检查

右乳外上象限可见一大小约 25 cm×25 cm 的凸起肿块,色紫暗,呈分叶状,质硬,固定不移,皮肤静脉曲张,肿块表面可见多个大小不等结节,其外上部可见一大小约

10 cm×8 cm 菜花样溃烂面,表面有大量渗液,色清,伴恶臭;双侧腋下淋巴结未及明显肿大。

(三) 诊治经过

根据患者病史及乳房局部表现,首先考虑为局部晚期乳岩。为明确诊断,行右乳肿块穿刺活检,标本送病理检查,提示炎性肉芽及坏死组织中见少量异型细胞,建议肿块切取活检或术中冰冻。遂行右乳肿块局部切取活检,标本送病理检查,提示右侧小块皮肤、真皮见癌细胞(考虑乳腺导管癌)。明确诊断后予行 CEF 方案新辅助化疗 4 个疗程,同时予中药内服,三氧化二砷外用以及输血浆营养支持等对症支持治疗后,肿块明显缩小至大小约 6 cm×7 cm,溃烂面明显缩小收口,表面无明显渗液,各项辅助检查未见明显异常,遂行右乳改良根治术,术后病理检查结果提示右乳浸润性导管癌。免疫组化:ER(—),PR(—),Cerb-B2(—)。术后继续予原方案化疗 2 个疗程。出院后继续中药调理,随访至今已 3 年,未复发。

该患者诊治前后右乳情况可见图 6-1、图 6-2、图 6-3。

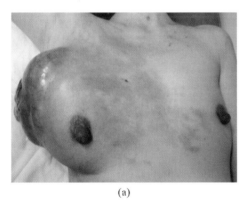
(a)

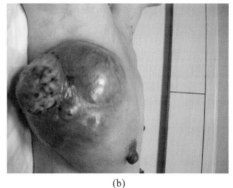
(b)

图 6-1　初诊

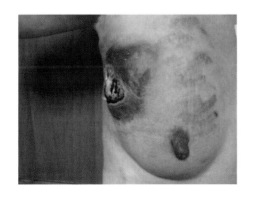

图 6-2　中药配合三氧化二砷外治及 3 次化疗后

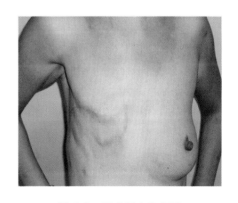

图 6-3　手术后 3 年复查

第七章　乳痈护理

　　乳痈是产后哺乳妇女的常见病、多发病，相当于西医学的急性乳腺炎，系乳腺急性化脓性感染所致，多见于产后3～4周的初产妇。近年来由于抗生素的滥用、催乳师手法不当等原因，乳痈的发病率日趋增高。

　　手法通乳技术属于中医推拿范畴，是中医外治法之一，作用于局部或循经治疗，理气散结，疏通乳络，通过揉推施压，使乳汁排泄通畅。临床应用研究表明，以温通为理念的手法通乳技术对乳痈的治疗有显著疗效。"温"能散寒，寒去则血脉自通，"通"能荡涤瘀乳，使败乳排出，从而达到排除瘀积乳汁、消除肿块的目的。

　　目前浙江省中医院乳腺病中心是国家中医重点专科外科协作组副组长单位，主持急性乳腺炎单病种诊疗规范研究和临床路径的研究，研究结果已经进入国家中医药管理局的相关文件中，已召开多次学术会议介绍温通法治疗急性乳腺炎的经验与方法，并在省内推广。楼氏主张以温通法治疗本病，强调人的一切外在生命活动皆需阳气温煦，以温阳、通阳之功，达温散、温消、温通的目的，配以消痈散瘀。郁滞期以温阳通络、化痰散结为法，方选阳和汤每获良效。

　　本科护理单元于2008年开始创建中医护理模式病房，国家中医药管理局"十二五"中医重点专科培育项目研究方向、"十二五"国家临床重点专科（中医专业）护理学研究方向，是全国"乳痈"中医护理方案协作组组长单位，同时，因"医护一体化"管理模式的创建运用，于2014年开设了中医护理特色门诊，医护合作推广手法通乳技术，治疗急性乳腺炎疗效肯定，特别是疾病初期，不影响患者母乳的喂养，值得临床推广。

第一节　手法通乳技术操作流程

　　步骤一：核对医嘱，问诊（分娩时间、分娩方式、疼痛分值、舌苔、睡眠等），测量体温，评估患者乳房肿块，排空二便，做好解释（图7-1）。

　　步骤二：操作前操作者以七步洗手法洗手，并温暖双手（图7-2）。

　　步骤三：协助患者取舒适体位（平卧位或坐位），暴露乳房部位，注意保护隐私及保

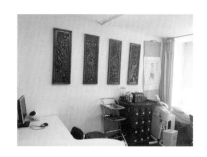

图 7-1　步骤一

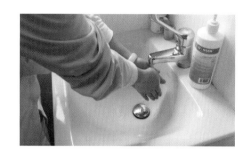

图 7-2　步骤二

暖,乳房处进行热喷或热敷(避开乳晕)(图 7-3)。

步骤四:取适量的介质涂抹于乳房部位,再次用指腹评估患者乳房肿块部位、大小、数量、局部温度等(图 7-4)。

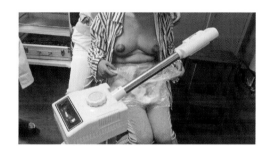

图 7-3　步骤三

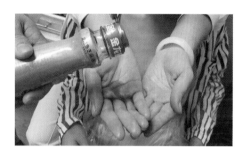

图 7-4　步骤四

步骤五:采用点揉法取膻中、乳中、乳根、天池、灵墟、膺窗、神封、屋翳、少泽等穴,每穴按摩 2～3 min(图 7-5)。

步骤六:一手托起患侧乳房,一手提捏乳头,按压乳晕各象限排空乳晕处乳汁(图 7-6)。

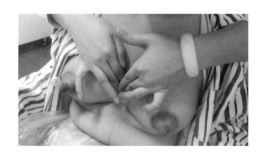

图 7-5　步骤五

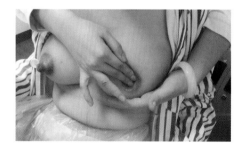

图 7-6　步骤六

步骤七:针对肿块部位,采用不同的按摩手法,呈放射状从乳房基底部沿乳腺导管向乳晕方向按摩 3～5 min,待乳汁积于乳晕部时,一手提捏乳头,按压乳晕各象限排空乳晕处乳汁。反复此操作直至宿乳呈喷射状排出、结块消失、乳房松软、瘀乳排尽、疼痛明显减轻为度(图 7-7)。操作过程中观察乳房肿块颜色、大小变化,询问患者有无不适,调节手法力度。

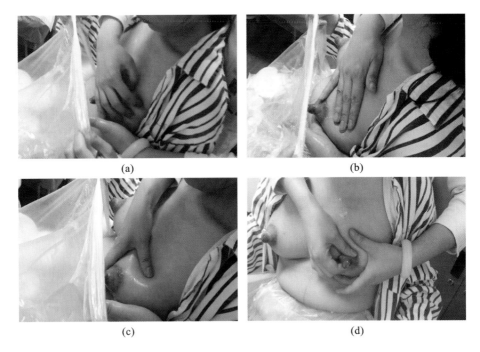

(a)　　　　　　　　　　　　　(b)

(c)　　　　　　　　　　　　　(d)

图 7-7　步骤七

步骤八：手法通乳结束后，温水清洁局部皮肤，协助患者穿衣。

第二节　乳痈病案分析与思考

（一）病案一

1. 病案介绍

程某，女，28 岁，公司职员，已婚，初产妇，于 2015 年 3 月 15 日足月顺产一子。

因"产后双侧乳房肿胀疼痛伴发热一周"就诊。

患者产后当天开始哺乳，乳汁量多质稠。因 4 月 1 日夜间未哺乳后，第二天发现左乳外上象限可触及一肿块，质硬，自行热敷按摩后未见好转。4 月 3 日出现双乳肿胀疼痛伴发热，T 38.8℃，在当地医院就诊予抗生素美洛西林钠输液治疗 3 天，患者情绪焦虑，治疗效果欠佳，遂转来我院就诊。患者双侧乳房乳晕肿胀疼痛，疼痛评分 6 分，可触及包块，泌乳不畅，恶寒发热，口苦咽干，纳差，大便干，小便黄。

既往体健，产后饮食多为油腻滋补之品。否认药物、食物过敏史。无流产史，1 月前产下一子，配偶及儿子体健。

查体：T 38.6℃，P 86 次/分，R 21 次/分，BP 110/65 mmHg。患者神清，查体合作。

面色红,身热,心肺无异常,腹平软,未及包块,未引出病理性神经反射弧。双乳饱胀,乳晕区可见直径约 5 cm 的红肿范围,左乳外上象限皮色微红,扪及 2 cm×2 cm 大小包块,边缘清楚,质中,压痛明显,无波动感,周边腺体组织增厚,泌乳不畅,舌红,苔薄黄,脉弦。

相关检查:血常规提示白细胞计数为 $10×10^9$/L,中性粒细胞百分比 78%,淋巴细胞百分比 20%,红细胞计数 $4.45×10^{12}$/L。B 超提示双乳炎症性改变,局部乳腺导管明显扩张。

治疗前、后双乳外观情况可见图 7-8、图 7-9。

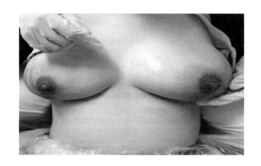

图 7-8 治疗前(病案一)

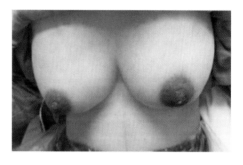

图 7-9 治疗后(病案一)

2. 问题探讨

①本例患者的辨病分析、辨证分析、护治法则如何? 请具体分析。

②本例患者存在的护理问题有哪些? 如何解决? 施护方案及护理评价如何?

3. 分析思路

1)辨病分析

患者产后半月余以双乳肿胀疼痛伴发热为主要表现,乳房局部结块,乳汁瘀积,红肿热痛,伴全身发热,故属中医之外吹乳痈,西医之急性乳腺炎。

2)辨证分析

患者产后半月余,乳汁瘀积是急性乳腺炎的病因。

由于女子乳头属足厥阴肝经,乳母精神紧张、情志不畅,肝气郁滞,失于疏泄;乳头皲裂,毒邪外侵,最终导致宿乳壅积不散,乳络闭阻,气血壅滞,久必化热;乳房属足阳明胃经,红肿热痛结块当为胃腑积热,气血与乳汁凝滞则肿胀疼痛;邪热内盛,正邪相争,营卫失和,则伴恶寒发热、胸闷纳差等;口苦咽干、大便干、小便黄均为热象。俗语称"产前一盆火,产后一块冰",乳痈初期过用寒凉攻伐之抗生素类药物,寒性收引凝滞,加之产褥耗气失血,导致局部气血凝滞,乳络阻塞,结为肿块。综上,本病辨为乳痈之气滞热壅证。

3)护治法则

温阳通络,化痰散结(Lou's 温通法)。

4)目前存在的护理问题

①疼痛结块:与乳络阻塞、不通则痛有关。

②恶寒发热:与邪热内盛、正邪交争、营卫失和有关。

③便秘：与热盛伤津、肠失濡润有关。

④焦虑：与肝气郁滞、失于疏泄有关。

5）施护方案

①观察疼痛性质、持续时间及伴随症状。

②观察局部皮肤有无红、肿、热、痛，是否形成脓肿或破溃。

③调畅情志，劝导患者解除烦恼，保持心情舒畅，避免肝气郁滞而影响泌乳和排乳。

④气滞热壅证患者，饮食宜清淡、高维生素、低脂肪，多食易消化的食物，如粥、炒青菜等，忌食辛辣炙煿、肥甘厚味。

⑤外治法方面采用吸奶器帮助排乳，但吸奶器只能吸出大中乳管中的宿乳，却无法排出乳头远端分支小乳管中的宿乳，且反复抽吸易致乳管充血水肿，反而不利于排乳。吸奶器排乳效果并不理想，故不建议患者使用。

⑥遵医嘱使用手法通乳技术（详见本章第一节），排出瘀积乳汁。

⑦对症护理。a. 疼痛结块：用合适的全棉哺乳乳罩托起患乳，协助患者翻身及日常生活照护，减少对乳房的触碰，以减轻疼痛。遵医嘱行手法通乳技术，先热喷治疗 5～10 min，针对结块位置，首先用大拇指和食指排空乳窦部乳汁，然后轻排结块周围前后左右的乳腺导管内的乳汁，接着在结块处采用揉法 1～2 min，向乳头方向排空乳汁，如此重复至肿块消退、疼痛减轻。遵医嘱行耳穴埋籽，取胸、肝、神门、心、交感、阿是穴等穴。每次哺乳时先吸患侧，再吸健侧乳房。行穴位贴敷，结块处以清凉膏外敷，每日一次。b. 恶寒发热：观察体温变化及汗出情况，使用中药漱口液漱口，保持口腔清洁。保持皮肤清洁，及时协助更换衣被。遵医嘱行药物罐疗法，患者侧卧，选大椎、肩井、肺俞、身柱等穴及背部反射区拔罐 3～6 个，定罐 5 min。体温超过 39 ℃ 及必要时予消炎痛栓半粒塞肛。c. 便秘：多食含纤维素较多的食物，例如芹菜等，可行腹部循经按摩。

⑧经过对症处理，中药内服，体温渐退后，患者可以继续哺乳。不宜暂停哺乳，因为孩子的吸吮起到疏通乳腺导管的作用，可防止乳汁瘀积。

⑨中药汤剂宜温服，可煎汤代茶饮。

⑩乳头皲裂患者哺乳前以温水清洗乳头，哺乳中注意正确喂养姿势，哺乳后可外涂麻油、蛋黄油或金霉素软膏。注意先哺乳健侧乳房，后患侧，必要时使用乳头保护罩减轻疼痛。

6）护理评价

患者随诊第三日，通过治疗、护理，本阶段护理目标具体评估如下。

①疼痛结块：与乳络阻塞、不通则痛有关。

②效果评价：结块消散，疼痛评分小于 4 分。

③恶寒发热：与邪热内盛、正邪交争、营卫失和有关。

④效果评价：体温正常。

⑤便秘：与热盛伤津、肠失濡润有关。效果评价：大便一日一次。

⑥焦虑：与肝气郁滞、失于疏泄有关。效果评价：睡眠时间大于 6 h。

⑦疾病相关知识方面：患者了解本次发病的原因，掌握乳腺炎的饮食调护等知识。

⑧调护技能方面：患者已掌握正确哺乳姿势及乳房按摩手法。

（二）病案二

1. 病案介绍

张某，28 岁，因"产后 45 天，发现右乳肿块 25 天，红肿 10 天"就诊。患者足月顺产后哺乳，乳汁量少，质稠，乳汁排出欠通畅。哺乳 10 天后出现右乳肿块，1 cm×3 cm 左右，后逐渐增大，10 天后肿块表面红肿，乳房结块，肿痛加重，皮肤焮红，疼痛评分 6 分，身痛骨楚，口渴喜饮，便秘溲赤。至他院服清热解毒中药 14 剂，未见好转，遂就诊。

查体：T 39.5 ℃，P 98 次/分，R 23 次/分，BP 110/70 mmHg；可及约 4 cm×5 cm 肿块，触痛明显，波动感（＋），结块中软有应指感；同侧腋窝淋巴结肿大、压痛；B 超定位下细针穿刺，有脓性液体抽出，舌质红，苔黄腻，脉洪数。

相关检查：血常规示白细胞计数 12.6×10^9/L，中性粒细胞百分比 88％，淋巴细胞百分比 20％。B 超示右乳内下可见一个局限性液性暗区，提示脓肿形成。

治疗前、后患乳外观情况可见图 7-10、图 7-11。

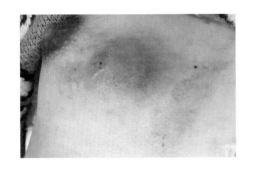
图 7-10 治疗前（病案二）

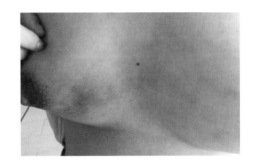
图 7-11 治疗后（病案二）

2. 问题探讨

①患者的辨证分析如何？

②患者目前存在的护理问题有哪些？ 施护方案及护理评价如何？

3. 分析思路

1）辨证分析

患者气滞血瘀日久，妇女以肝为先天，肝主藏血且主疏泄，患者情志不畅，肝气不疏；另食用辛辣之品导致阳明胃经积热，经络阻塞，故乳房结块逐渐增大；邪热炽盛故壮热不退，热盛肉腐则成脓。综上，本病辨为乳痈之热毒炽盛证。

2）护治法则

温经通络，消痈排脓（楼氏温通法）。

3）目前存在的护理问题

①疼痛结块：与乳络阻塞、不通则痛有关。

②壮热:与乳汁瘀积,日久化热、肝郁胃热有关。

③便秘:与热盛伤津、肠失濡润有关。

④焦虑:与肝气郁滞、失于疏泄有关。

⑤潜在并发症:脓液波及其他乳络形成传囊乳痈。

4)施护方案

①密切观察患者神志、面色、生命体征变化及全身情况,如胸闷、头痛等。

②情志调护。多与患者沟通,劝导、安慰其正确对待疾病;针对忧思恼怒、恐惧紧张,指导其采用移情相制疗法,以转移注意力;鼓励家属多陪伴患者,给予心理支持;鼓励病友间多沟通,交流防治经验,增强治疗信心。

③热毒炽盛证患者,宜进清淡、易消化的食物,忌食辛辣、煎炸、助热之品。

④在医生细针穿刺抽脓后,遵医嘱使用手法通乳技术。注意事项:先通健侧,再通患侧乳房,按摩时避开化脓肿块侧象限。故治疗乳痈的关键是排空乳汁。

⑤对症护理。a.疼痛结块:遵医嘱耳穴埋籽,取胸、肝、神门、心、交感、阿是穴等穴。每次哺乳时先吸患侧,再吸健侧乳房。b.壮热:每4 h测量体温1次,可以温水擦浴,遵医嘱使用退热药消炎痛栓塞肛后,及时复测体温,做好护理记录。遵医嘱行拔火罐疗法,患者侧卧,选大椎、肩井、肺俞、身柱等穴及背部反射区游走罐,并定罐5 min。高热时可行耳尖放血疗法。c.便秘:多食含纤维素较多的食物,例如芹菜等,可行腹部循经按摩。

⑥中药汤剂宜温服,可煎汤代茶饮。

⑦行细针穿刺抽脓术的患者,取半卧位或患侧卧位(以利引流),观察脓液的量、色、质、气味以及有无乳汁排出。

5)护理评价

患者经过及时有效的治疗及护理,体温两天内恢复正常。服用中药乳腺四号加减配合细针穿刺抽脓术"标本同治",去其病因,"通乳为先",乳络通则乳汁、脓液、坏死组织、分泌物得以排除。护治当内外兼治,托里透脓,两周左右肿块消散。

第三节 "温""通"理念指导下,综合中医护理特色技术结合运用

本节所论述中医护理特色技术的操作流程可参见附录5。

（一）首选手法通乳技术

具有理气散结、疏通乳络的作用(图7-12)。

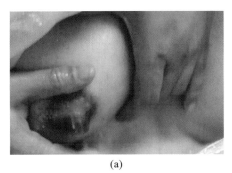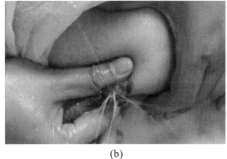

(a)　　　　　　　　　　　　　　　　(b)

图 7-12　手法通乳技术

（二）贴敷疗法

贴敷药物直接作用于体表穴位或表面病灶,使局部血管扩张,血液循环加速,起到活血化瘀、清热拔毒、消肿止痛、消炎排脓、改善周围组织营养的作用(图 7-13)。

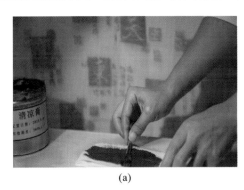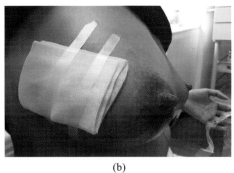

(a)　　　　　　　　　　　　　　　　(b)

图 7-13　贴敷疗法

（三）药物罐

具有行气活血、活血化瘀、通经活络的作用,药物罐疗法具有拔罐和药物治疗的双重效果(图 7-14)。

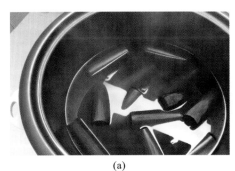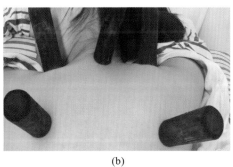

(a)　　　　　　　　　　　　　　　　(b)

图 7-14　药物罐

（四）耳穴埋籽

具有疏通经络、调和气血的作用（图 7-15）。

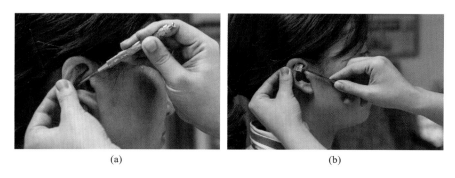

(a)　　　　　　　　　　　　(b)

图 7-15　耳穴埋籽

（五）腹部按摩

腹部按摩是根据中医经络和藏象理论提出的遵循"六腑以通为用、以降为和"的原则，顺应脏腑特性，注重调理气机而归纳出的一套治疗便秘的中医推拿手法（图 7-16）。

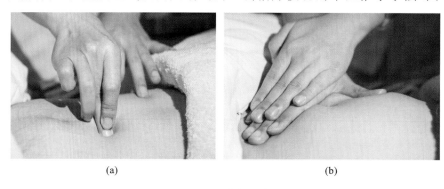

(a)　　　　　　　　　　　　(b)

图 7-16　腹部按摩

（六）拔火罐

可改善局部及全身脏腑经络之营养，调整阴阳，疏通气血，从而达到疗病愈疮之功效（图 7-17）。

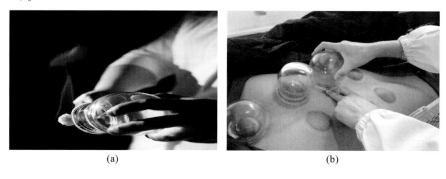

(a)　　　　　　　　　　　　(b)

图 7-17　拔火罐

第四节　运用手法通乳技术的乳痈治疗情况分析

2016 年第一季度护理门诊收治乳痈患者共 63 例,治疗组 35 例,对照组 28 例。治疗前,治疗组体温正常 15 例,发热 20 例;对照组体温正常 17 例,发热 11 例,两组患者比较,差异无统计学意义($P>0.05$),见表 7-1。针对乳痈发热症状的患者,经过以手法通乳、药物罐及拔火罐为主的中医护理技术干预运用,24 h 体温恢复正常者治疗组 15 例,对照组 1 例,两组患者比较,差异有统计学意义($P<0.05$),治疗组乳痈患者发热例数明显减少。

表 7-1　治疗前后两组发热情况的比较

	组别	N	体温正常(%)	发热(%)	χ^2	P
治疗前	治疗组	35	15(42.9)	20(57.1)	1.985	0.159
	对照组	28	17(60.7)	11(39.3)		
治疗后	治疗组	35	30(85.7)	5(14.3)	3.938	0.047
	对照组	28	18(64.3)	10(35.7)		

乳痈患者疼痛症状明显,严重影响其生活质量,临床上将乳房疼痛程度分为 0、1、2、3 级。治疗前,治疗组 35 例患者中 1 级 12 例、2 级 14 例、3 级 9 例,对照组 28 例患者中 1 级 13 例、2 级 8 例、3 级 7 例,两组患者比较,差异无统计学意义($P>0.05$),见表 7-2。经过手法通乳、耳穴埋籽、腹部按摩、贴敷疗法等为主的中医护理技术干预运用,乳痈患者疼痛程度明显减轻。治疗后,治疗组 0 级 14 例、1 级 15 例、2 级 4 例、3 级 2 例,对照组 0 级 2 例、1 级 13 例、2 级 7 例、3 级 6 例,两组患者比较,差异有统计学意义($P<0.05$)。

表 7-2　治疗前后两组乳房疼痛情况的比较

	组别	N	乳房疼痛程度分级				Z	P
			0 级(%)	1 级(%)	2 级(%)	3 级(%)		
治疗前	治疗组	35	0(0.0)	12(34.3)	14(40.0)	9(25.7)	0.272	0.791
	对照组	28	0(0.0)	13(46.4)	8(28.6)	7(25.0)		
治疗后	治疗组	35	14(40.0)	15(39.5)	4(11.4)	2(5.7)	2.093	0.041
	对照组	28	2(7.1)	13(46.4)	7(25.0)	6(21.4)		

治疗组 35 例,临床痊愈 22 例、有效 11 例、无效 2 例,总有效率为 94.29%(33 例);对照组 28 例,临床痊愈 3 例、有效 15 例、无效 10 例,总有效率为 64.29%(18 例),两组

比较差异有统计学意义($P<0.05$),见表 7-3。以手法通乳为主,辅以耳穴埋籽、腹部按摩、贴敷疗法等综合中医护理技术,对治疗乳痈患者有明显疗效,在减轻患者疼痛、发热等临床症状的同时治愈乳痈。

表 7-3 治疗后两组间疗效的比较

组别	N	临床痊愈	有效	无效	总有效率/(%)	Z	P
治疗组	35	22	11	2	94.29	−4.591	0.012
对照组	28	3	15	10	64.29		

"温""通"理念指导下,手法通乳技术作用于局部或循经治疗,对于乳汁浓稠、胶结乳管者,通过揉推施压可排出胶结的乳汁栓子,达到排出瘀乳的目的,使郁闭之气得以疏通,瘀结之肿块得以消散,达到理气散结、宣通乳络、调和气血、泻热消炎的功效,既减轻了乳腺的压力,又缓解了周围血管和淋巴管的压力,对乳房肿块的消散可起到良好的促进作用。手法通乳技术无不良反应,患者耐受性好,具有安全性和可重复性,同时,综合中医护理特色技术配合运用,从整体出发,通过辨证施护,相辅相成,不影响母乳喂养,促进乳痈患者快速康复,提高患者生活质量。该法治疗乳痈疗效肯定,值得临床推广。

第八章　炎性乳腺病的超声表现

第一节　急性乳腺炎

早期表现为疏松结缔组织炎时,声像图无特异性表现。有时可见乳汁瘀积,表现有囊性暗区,内透声差,可见细小光点漂浮,探头加压可流动,或表现为斑片状低回声或高回声,血流不丰富。随病情进展,急性炎症导致液体渗出,使病变区局部出现低回声区,形态不规则,边界欠清晰。病变区浅层脂肪组织可增厚,回声增强、紊乱,局部压痛明显。当脓肿形成时,病灶内出现片状弱回声或无回声区,形态不规则,边界较清晰,可有分隔;由于坏死组织的存在,其中可见漂浮的点状或絮状回声,内部浓稠的点状回声,随探头加压可出现流动感,但液化不全时,表现为实质、不均质肿块内伴有多个小暗区,形状不规则,脓肿边缘为杂乱腺体结构,回声增强,边界增厚而不光滑。同侧腋窝淋巴结肿大,皮质增厚,回声均匀,髓质结构可见,血流丰富,呈树枝状由淋巴结门进入。

CDFI:早期病变区的血流信号丰富,阻力指数 RI<0.70,脓肿形成时无回声暗区内无血流信号,周边血流信号增多,血管粗大、明亮。超声表现详见图 8-1 至图 8-9。

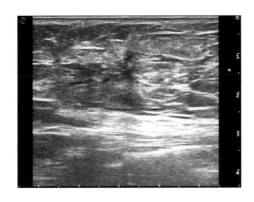

图 8-1　超声表现一

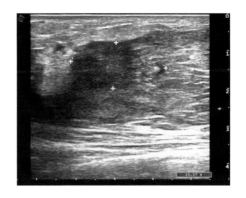

图 8-2　超声表现二

注(图 8-1):女性 28 岁,产后 1 个月,疼痛 1 天,右乳外上象限出现低回声区,边界不清。

注(图 8-2):同一患者,疼痛 3 天后,病变区回声更低,边界较前明显,周围回声增强。

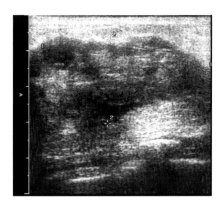

图 8-3　超声表现三

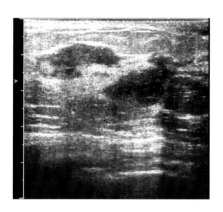

图 8-4　超声表现四

注(图 8-3)：同一患者,疼痛 7 天后,病变低回声区内回声不均,局部回声增强,并可见少许无回声区,周边为杂乱腺体结构。

注(图 8-4)：同一患者,用药后 1 周,病变区范围缩小,小暗区面积减少。

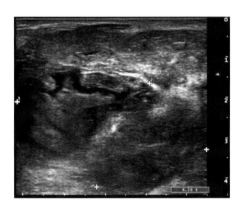

图 8-5　超声表现五

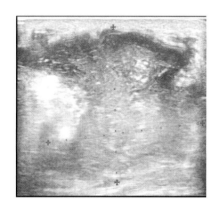

图 8-6　超声表现六

注(图 8-5)：脓肿形成,病灶内出现片状无回声区。

注(图 8-6)：病灶呈片状弱回声区,内部充满浓稠的点状回声,随探头加压可出现流动感。

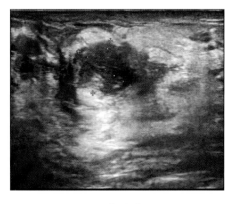

图 8-7　超声表现七

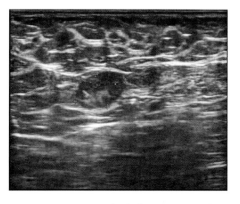

图 8-8　超声表现八

注(图 8-7)：液化不全时,表现为实质、不均质肿块内伴有多个小暗区。

注(图 8-8)：同侧腋窝淋巴结肿大,皮质增厚,回声均匀,髓质结构可见。

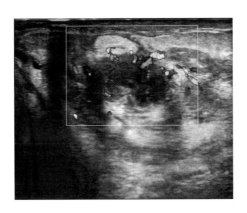

图 8-9 超声表现九

注:病灶内无血流信号,周边血流信号增多。

第二节 非哺乳期乳腺炎

(一)案例一(乳腺导管扩张症)

早期表现为乳头周围的输乳管及大导管扩张,可同时累及数根输乳管,导管内可瘀积炎症沉积物,声像图上表现为导管扩张、导管回声连续、管壁不光滑,局部管壁回声可增强,管腔内透声差,出现点状低回声或中等回声(图 8-10),当内容物堆积成团时,声像图上管壁局部膨大(图 8-11),管腔内形成团块状低回声(图 8-12)。

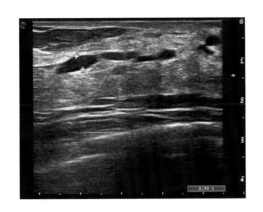

图 8-10 超声表现十

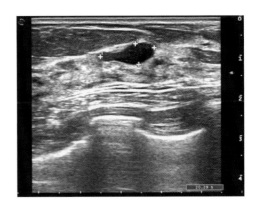

图 8-11 超声表现十一

注(图 8-10):乳晕下大导管扩张,内透声差。

注(图 8-11):扩张导管膨大成纺锤形,沿导管放射状分布。

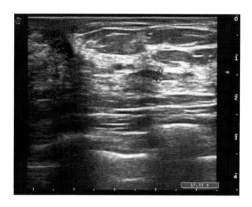

图 8-12　超声表现十二

注:扩张导管内充填团块状低回声。

(二)案例二(浆细胞性乳腺炎)

大多数患者就诊时,已于以乳腺导管扩张为主的慢性阶段过渡到以浆细胞浸润为主的急性阶段,并已形成脓肿,病灶多位于乳晕后或乳晕周围,腺体内可探及边界不清、形态不规则的低回声区或囊实性混合性团块,脓肿边缘由于纤维组织的增生而形成厚壁,中央为大片的混浊脓液,探头加压有波动感(图 8-13)。肿块边缘无包膜、无恶性特征,病灶多呈扁平状,纵横径比值小于 1,可沿乳管放射状分布,一端往往起源自乳头根部,另一端如有瘘管形成者,肿块浅层可见一虫蚀状低回声管道延伸至皮肤层,甚至相应体表可见瘘口,窦道管壁边界清楚、走行多不规则(图 8-14)。常伴有导管扩张,导管呈囊状,尤其是串珠样扩张。

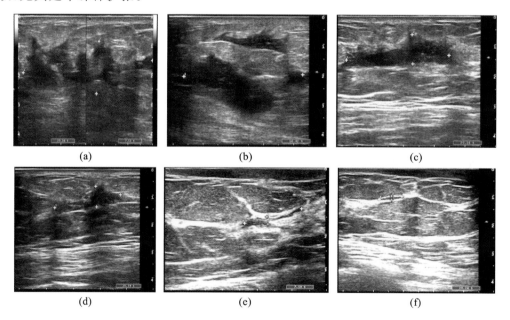

(a)	(b)	(c)
(d)	(e)	(f)

图 8-13　超声表现十三

注:女性,31 岁,浆细胞性乳腺炎,病程 2 年半,治疗后病灶由巨大的囊实性混合包块逐渐缩小至细条状低回声带。

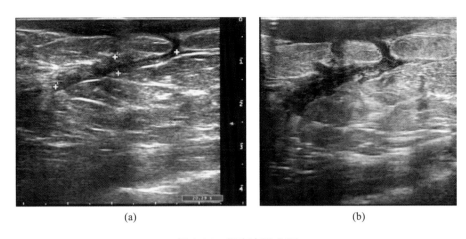

(a)　　　　　　　　　　　　　　(b)

图 8-14　超声表现十四

注:病灶可延伸至体表形成窦道并伴瘘口周围炎症水肿。

亚急性期及慢性期由于病变迁延不愈,而形成低回声病灶,病灶位置表浅,往往位于腺体浅层,边界清,形态不规则,内部回声不均,中央回声强于周围回声,病灶内可有小的脓腔而出现虫蚀状无回声,也可由于玻璃样变性而出现粗大钙化。

CDFI:脓腔内无血流信号(图 8-15),慢性期结节内血流可不丰富或稍增多。

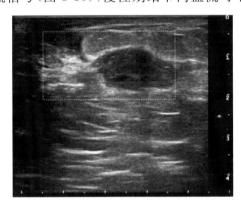

图 8-15　超声表现十五

注:脓腔内无血流信号。

(三)案例三(肉芽肿性乳腺炎)

超声表现不具有特异性,其声像图表现可分为片状不均质低回声型、低回声结节型、管状低回声型、弥漫型及混合型 5 种类型。大多表现为病灶较周围腺体不同的不均匀低回声区,形态不规则,病灶周边均未见明显的包膜回声,边界不清,由于肉芽肿周围增生的纤维组织包绕,病灶周围可见厚 4~9 mm 的高回声环。部分周边模糊可见蟹足样角状改变,但其角状边缘多较粗钝,后方回声未见明显衰减。管状低回声型多为炎性病灶形成窦道样改变所致,其内可见无回声区。当小叶内形成融合的坏死、液化的脓肿中心时,其病灶内可见小的囊状或管状无回声暗区,内可见细小强回声流动,呈"流沙样",脓液质稠时,病灶内可见细小的强回声斑,可能为质稠的脓液反射所致,但亮度不如乳腺癌病灶内的钙化斑(图 8-16)。有时病灶范围广,并无确切的脓肿形成。边界不清、不规则形态及不均匀低回声肿块是肉芽肿性乳腺炎超声表现的主要特征(图 8-17)。病灶同侧腋窝淋巴结可呈反应性改变,表现为体积增大,长椭圆形,长宽比值常大于 2,皮质增厚,皮、髓质分界清晰,血流丰富,呈门样血流,表现为呈"小肾形"样改变。而病灶局限时腋窝淋巴结可无异常表现。

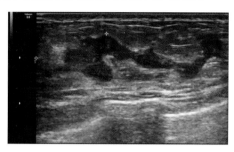

图 8-16 超声表现十六

注:周边可见导管样回声延伸,内可见囊样无回声区及脓液的斑点状强回声。

CDFI:病灶急性期时周边及内部血流丰富,但比乳腺癌血供少(图 8-18),而且乳腺癌内常可见粗大的血流自边缘深入内部,并迂曲或分叉。肉芽肿性乳腺炎病灶内多为低阻型动脉频谱,RI<0.7,流速的高低仍有争议。而乳腺癌滋养动脉血流收缩期峰值多为高速,大于 20 cm/s,RI>0.7。当病灶表现为小而局限的混合回声结节时,结节内血流可不丰富。

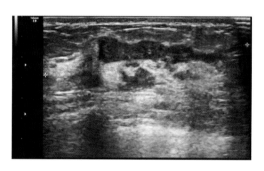

图 8-17 超声表现十七

注:边界不清,形态不规则,内部回声不均,可见较大的分叶,周边回声较高。

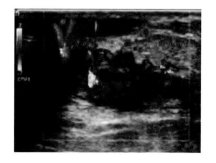

图 8-18 超声表现十八

注:周边及内部可见丰富的血流信号。

附录

附录1 Lou's乳痈疗效评价量化积分表

症状体征	分级标准	计分					
		初	1	2	3	4	5
皮肤红肿	☐ 0级:无皮肤红肿——0分 ☐ 1级:红肿范围<3 cm——3分 ☐ 2级:红肿范围3～6 cm——6分 ☐ 3级:红肿范围>6 cm——9分						
乳房疼痛	☐ 0级:无疼痛——0分 ☐ 1级:触压痛,无自发痛——3分 ☐ 2级:自发痛,呈阵发性——6分 ☐ 3级:自发痛,呈持续性——9分						
肿块数目	☐ 0级:无肿块——0分 ☐ 1级:1个肿块——2分 ☐ 2级:2个肿块——4分 ☐ 3级:≥3个肿块——6分						
肿块大小	☐ 0级:无肿块——0分 ☐ 1级:肿块最大直径<3 cm——3分 ☐ 2级:肿块最大直径3～6 cm——6分 ☐ 3级:肿块最大直径>6 cm——9分						

症状体征	分级标准	计分					
		初	1	2	3	4	5
乳房脓肿	☐ 0级:无波动感——0分 ☐ 1级:有波动感,或B超检测或手检最大直径<2 cm——3分 ☐ 2级:有波动感,或B超检测或手检最大直径2~4 cm——6分 ☐ 3级:有波动感,或B超检测或手检最大直径>4 cm——9分						
皮肤破溃	☐ 0级:无破溃——0分 ☐ 1级:有1处破溃,最大直径≤1 cm——2分 ☐ 2级:有1处破溃,最大直径>1 cm;或有多处破溃——4分						
体温	☐ 0级:37.3 ℃以下——0分 ☐ 1级:37.3~39 ℃——2分 ☐ 2级:39 ℃以上——4分						
白细胞计数	☐ 0级:WBC<10×10⁹/L——0分 ☐ 1级:WBC:(10~12)×10⁹/L——2分 ☐ 2级:WBC>12×10⁹/L——4分						
中性粒细胞百分比	☐ 0级:NE%<70%——0分 ☐ 1级:NE%:70%~80%——2分 ☐ 2级:NE%>80%——4分						
CRP	☐ 0级:正常范围——0分 ☐ 1级:1倍参考值以下——3分 ☐ 2级:2倍参考值以下——6分 ☐ 3级:2倍参考值以上——9分						
总积分	/						

附录2 乳痈临床病例资料采集表

乳痈临床病例资料采集表(一)

编号:

患者姓名		性别及年龄		门诊号		职业	
家庭住址			采集日期				
婚否	已婚□ 未婚□		电话号码				
非妊娠期□ 妊娠期□ (孕 周)非哺乳期□			发病日期				
哺乳期□	产后 天 哺乳 天	初产□ 经产□ (第 次生育)		自然分娩□ 剖宫产□			

<table>
<tr><td colspan="6" align="center">主诉</td></tr>
<tr><td rowspan="3">症状</td><td>发热□</td><td>皮肤灼热□</td><td>乳房肿胀□</td><td colspan="2">乳汁排出不通畅□</td></tr>
<tr><td>恶寒□</td><td>乳房疼痛□</td><td>全身乏力□</td><td colspan="2">食欲不振□</td></tr>
<tr><td colspan="5" align="center">奶水:量(多、少) 质:(稠、稀)</td></tr>
</table>

临床表现	体征						
		最高体温 ℃		乳头破裂□		局部波动感□	
		乳头内陷□		双乳大小不一□		患侧大□ 健侧大□	
		红肿□	象限: 范围 × cm		象限: 范围 × cm		
		破溃□	象限: 溃口大小 × cm		象限: 溃口大小 × cm		

临床表现	体征	乳房肿块	象限	肿块范围	边界	质地	压痛	活动度
				× cm	清□ 不清□	硬□ 中等□ 软□	有□ 无□	好□ 欠佳□
				× cm	清□ 不清□	硬□ 中等□ 软□	有□ 无□	好□ 欠佳□
				× cm	清□ 不清□	硬□ 中等□ 软□	有□ 无□	好□ 欠佳□
				× cm	清□ 不清□	硬□ 中等□ 软□	有□ 无□	好□ 欠佳□

患侧腋窝淋巴结肿大 有□ 无□	舌 苔 脉
其他:被动体位□	

发病后治疗经过	抗生素治疗□	治疗前症状及体征： 药物：剂量　×　天　ivgtt □/po □　qd □/bid □/tid □/其他：＿＿□ 治疗后的症状及体征： 效果：无效□　有效□　好转□
	中药治疗□	治疗前症状及体征： 具体药物及剂量：服用　剂 治疗后的症状及体征： 效果：无效□　有效□　好转□
	其他治疗：回乳□　热敷按摩□　排空乳汁□	

既往史	发病前有明显情绪波动□　哺乳不当□　先天乳头内陷□　未哺乳□ 双乳增生或经前乳房胀痛□　乳头溢液□　乳房外伤史□　隆胸术□
	饮食习惯：偏荤□　偏素□　荤素均等□　　其他病史：无□　有□

实验室检查	WBC	×10⁹/L	中性粒细胞计数/百分比	×10⁹/L(　%)	CRP	mg/L
	脓液培养＋药敏	金黄色葡萄球菌□　表皮葡萄球菌□　贪婪丙酸杆菌□　无细菌生长□				
		其他细菌：				
		敏感抗生素：				

	FSH(mIU/mL)	LH(mIU/mL)	PRL(ng/mL)	PT(ng/mL)	E₂(ng/mL)	TTE(ng/mL)
性激素						

		象限	范围	边界	内部回声	扩张的导管□	
B超检查	左乳□		×　cm	清□　不清□	均匀□　不均匀□	象限	最大管径
			×　cm	清□　不清□	均匀□　不均匀□		
			×　cm	清□　不清□	均匀□　不均匀□		
	右乳□		×　cm	清□　不清□	均匀□　不均匀□		
			×　cm	清□　不清□	均匀□　不均匀□		
			×　cm	清□　不清□	均匀□　不均匀□		
	诊断						

钼靶检查	未检查□　已查□　片号： 诊断：

续表

诊断	乳痈:郁滞期□　成脓期□　溃后期□	
处理	穿刺抽脓□	部位: 量:　　mL 性状:脓性□　脓血性□　血性□ 质地:稠□　稀□　中等□ 颜色:黄色□　黄绿色□　白色乳汁样□　洗肉水色□　血色□　其他:

处理

1. 乳腺四号＋＿＿＿＿＿＿＿＿＿＿＿＿＿＿＿×(　　)剂
2. 外敷□　药物名称:　　　　　　剂量:
3. 排空乳汁□　热敷按摩□　回乳□
4. 血常规及 CRP□　性激素□
5. 乳房 B 超检查□
6. 其他:

乳痈临床病例资料采集表(二)

姓名:　　　　　　　　　　　　　　　　　编号:

第　次复诊(时间:　年　月　日)

主诉

症状	发热、恶寒	减轻□　消失□　无变化□　加重□　服药　天后　体温:				
	皮肤灼热	减轻□　消失□　无变化□　加重□　服药　天后				
	局部肿胀	减轻□　消失□　无变化□　加重□　服药　天后				
	乳房疼痛	减轻□　消失□　无变化□　加重□　服药　天后				
	乳汁排出不畅	减轻□　消失□　无变化□　加重□　服药　天后				
	乏力、食欲不振	减轻□　消失□　无变化□　加重□　服药　天后				
	乳汁(量、质)	量:减少□　无变化□　增多□　质:稠□　稀□				
体征	皮肤红肿	减轻□　消失□　无变化□　加重□　服药　天后				
		象限:　范围　×　cm　　象限:　范围　×　cm				
	乳房肿块	服药　天后　(　　)象限　肿块缩小□　消失□　无变化□　增大□				
		象限	肿块范围	边界	质地	压痛　活动度
			×　cm	清□　不清□	硬□　中等□　软□	有□　无□　好□　欠佳□
			×　cm	清□　不清□	硬□　中等□　软□	有□　无□　好□　欠佳□
	乳房破溃	溃口缩小□　愈合□　增大□　增多□　无变化□　服药　天后 象限:　大小　×　cm　象限:　×　cm				
	乳房大小	与服药前相比:无明显变化□　患侧缩小□　患侧增大□　服药　天后				
	局部波动感　无变化□　消失□　明显□	患侧腋窝淋巴结肿大　有□　无□				
	舌　　苔　　脉	其他:				

133

续表

血常规及 CRP	WBC ×10⁹/L	中性粒细胞计数/百分比 ×10⁹/L(％)			CRP mg/L	

		象限	范围	边界	内部回声	扩张的导管□	
B超检查	左乳 □		× cm	清□ 不清□	均匀□ 不均匀□	象限	最大管径
			× cm	清□ 不清□	均匀□ 不均匀□		
	右乳 □		× cm	清□ 不清□	均匀□ 不均匀□		
			× cm	清□ 不清□	均匀□ 不均匀□		
	诊断						

穿刺抽脓 □	部位: 量: mL 性状:脓性□ 脓血性□ 血性□
	质地:稠□ 稀□ 中等□
	颜色:黄色□ 黄绿色□ 白色乳汁样□ 洗肉水色□ 血色□ 其他:

处理	1. 乳腺四号＋_____×( )剂
	2. 外敷□ 药物名称: 剂量:
	3. 血常规＋CRP□ 乳房B超检查□
	4. 其他:

附录3 浆细胞性乳腺炎临床疗效积分评价参考标准

1. 疼痛分级与评分

（1）乳房疼痛 0 级:无疼痛——0 分。

（2）乳房疼痛 1 级:触压痛,无自发痛——3 分。

（3）乳房疼痛 2 级:自发痛,呈阵发性——6 分。

（3）乳房疼痛 3 级:自发痛,呈持续性——9 分。

2. 红肿分级与评分

（1）皮肤红肿 0 级:无皮肤红肿——0 分。

（2）皮肤红肿 1 级：红肿范围≤3 cm——3 分。

（3）皮肤红肿 2 级：红肿范围 3～6 cm——6 分。

（4）皮肤红肿 3 级：红肿范围＞6 cm——9 分。

3．溢液分级与评分

（1）乳头溢液 0 级：乳头无溢液——0 分。

（2）乳头溢液 1 级：乳头有溢液——2 分。

4．肿块数目分级与评分

（1）肿块数目 0 级：无肿块——0 分。

（2）肿块数目 1 级：1 个肿块——1 分。

（3）肿块数目 2 级：2 个肿块——2 分。

（4）肿块数目 3 级：≥3 个肿块——3 分。

5．肿块大小分级与评分

（1）肿块大小 0 级：无肿块——0 分。

（2）肿块大小 1 级：肿块最大直径≤2 cm——2 分。

（3）肿块大小 2 级：2 cm＜肿块最大直径≤4 cm——4 分。

（4）肿块大小 3 级：4 cm＜肿块最大直径≤6 cm——6 分。

（5）肿块大小 4 级：肿块最大直径＞6 cm——8 分。

6．脓肿大小分级与评分

（1）脓肿大小 0 级：无脓肿——0 分。

（2）脓肿大小 1 级：脓肿最大直径≤1 cm——3 分。

（3）脓肿大小 2 级：脓肿最大直径 1～2 cm——6 分。

（4）脓肿大小 3 级：脓肿最大直径＞2 cm——9 分。

7．皮肤破溃分级与评分

（1）皮肤破溃 0 级：无破溃——0 分。

（2）皮肤破溃 1 级：溃口最大直径≤1 cm——2 分。

（3）皮肤破溃 2 级：溃口最大直径＞1 cm——4 分。

8．乳房窦道分级与评分

（1）乳房窦道 0 级：无窦道——0 分。

（2）乳房窦道 1 级：窦道最大长度≤1 cm——2 分。

（3）乳房窦道 2 级：窦道最大长度 1～3 cm——4 分。

（4）乳房窦道 3 级：窦道最大长度＞3 cm——6 分。

9．白细胞及中性粒细胞分级与评分

（1）白细胞及中性粒细胞 0 级：WBC＜10×10^9/L 且 NE％＜70％——0 分。

（2）白细胞及中性粒细胞 1 级：WBC 为（10～12）$\times10^9$/L 或 NE％为 70％～80％——2 分。

（3）白细胞及中性粒细胞 2 级：WBC＞12×10⁹/L 或 NE％＞80％——4 分。

10. CRP 分级与评分

（1）CRP 0 级：正常范围——0 分。

（2）CRP 1 级：1 倍参考值以下——2 分。

（3）CRP 2 级：1 倍参考值以上——4 分。

11. B 超分级与评分

（1）B 超 0 级：无肿块——0 分。

（2）B 超 1 级：异常回声占位最大直径≤2 cm——2 分。

（3）B 超 2 级：异常回声占位最大直径 2～4 cm——4 分。

（4）B 超 3 级：异常回声占位最大直径＞4 cm——6 分。

12. 疗效积分判定标准

计算治疗前后积分改善率，公式如下。

疗效指数(n)＝(治疗前总积分－治疗后总积分)/治疗前总积分×100％

积分疗效判定标准如下。

治愈：疗效指数≥90％。

显效：疗效指数 70％～89％。

有效：疗效指数 30％～69％。

无效：疗效指数＜30％。

附录4　浆细胞性乳腺炎临床病例资料采集表

浆细胞性乳腺炎临床病例资料采集表(一)

编号：

患者姓名		性别及年龄		门诊号		职业	
家庭住址			电话号码			采集日期	
已婚□　未婚□		非妊娠哺乳期□　妊娠期□　哺乳期□			初发□　复发□　（复发　次）		吸烟□
主诉							
症状	局部肿胀□		皮肤灼热□	乳房疼痛□	恶寒□		发热□
	其他不适：						

体征	最高体温 ℃		乳头内陷:左□ 右□ 双侧□ 无□		乳头溢液□	
	皮肤红肿□		乳房肿块□	局部波动感□	乳房破溃□	

乳头溢液	部位:左□ 右□ 双侧□	
	性状:水样□ 乳汁样□ 浆液样□ 脓性□ 脓血性□ 血性□ 夹有白色脂质样分泌物□ 带臭味□	
皮肤红肿	象限: 范围 × cm	象限: 范围 × cm
	象限: 范围 × cm	象限: 范围 × cm

	象限	肿块大小	边界	质地	压痛	活动度	表面是否光滑
乳房肿块		× cm	清□ 不清□	硬□ 中等□ 软□	有□ 无□	好□ 差□	是□ 否□
		× cm	清□ 不清□	硬□ 中等□ 软□	有□ 无□	好□ 差□	是□ 否□
		× cm	清□ 不清□	硬□ 中等□ 软□	有□ 无□	好□ 差□	是□ 否□

乳房脓肿	象限: 范围 × cm	象限: 范围 × cm
	象限: 范围 × cm	象限: 范围 × cm
乳房破溃	象限: 溃口大小 × cm	象限: 溃口大小 × cm
	象限: 溃口大小 × cm	象限: 溃口大小 × cm
患侧腋窝淋巴结肿大 有□ 无□	舌 苔 脉	
其他:		

发病至今治疗经过	未经治疗□ 抗生素治疗□ 中药治疗□ 手术治疗□	
	抗生素治疗	(药物+剂量+用药方式+疗程)
		疗效:症状减轻□ 症状加重□ 症状未见明显改变□
	中药治疗	处方:
		服用 剂 症状减轻□ 症状加重□ 症状未见明显改变□ 其他:
	手术治疗	(时间+术式+病理结果)
	治疗结果	症状减轻□ 症状加重□ 症状未见明显改变□
		其他:

相关病史	发病前有明显情绪波动□ 先天乳头内陷□ 哺乳困难史□ 乳汁瘀积潴留史□ 未哺乳□ 双乳增生或经前乳房胀痛□ 乳头溢液史□ 急慢性乳腺炎史□ 乳房外伤史□
	月经史:
	婚育史:
	其他病史:

续表

实验室检查	血常规及CRP	WBC ×10⁹/L		中性粒细胞计数/百分比 ×10⁹/L(%)			CRP mg/L	
	ESR	mm/h						
	生化类							
	脓液培养+药敏	金黄色葡萄球菌□ 表皮葡萄球菌□ 贪婪丙酸杆菌□ 无细菌生长□						
		其他细菌:						
		敏感抗生素:						
	结核杆菌培养							
	性激素	初诊	FSH (mIU/mL)	LH (mIU/mL)	PRL (ng/mL)	PT (ng/mL)	E₂ (ng/mL)	TTE (ng/mL)
		复查						
	肿瘤类	CEA (ng/mL)	AFP (ng/mL)	CA199 (U/mL)	CA125 (U/mL)		CA153 (U/mL)	

B超检查	低回声区□ 不均质异常回声区□	象限	大小	边界	形状	内部回声
			× cm	清□ 不清□	规则□ 不规则□	均匀□ 不均匀□
			× cm	清□ 不清□	规则□ 不规则□	均匀□ 不均匀□
			× cm	清□ 不清□	规则□ 不规则□	均匀□ 不均匀□
	局部可及扩张导管□ 其他:					
	诊断					

钼靶检查	未检查□ 检查□ （片号： ）
	诊断：

导管造影	未检查□ 检查□ （片号： ）
	诊断：

溢液涂片	

肿块细针穿刺活检	

诊断	浆细胞性乳腺炎：溢液期□ 肿块期□ 脓肿期□ 瘘管期□

处理	穿刺抽脓□	量：_____mL 质：脓性□ 脓血性□ 质稀□ 质稠厚□
		色：黄色□ 黄绿色□ 白色□ 咖啡色□ 其他
	中药乳腺四号内服□ _____剂 加药：	

备注	

浆细胞性乳腺炎临床病例资料采集表(二)

姓名： 　　　　　　　　　　　　　　　　　　　　　　　　　编号：

第　次复诊(时间：　年　月　日；　周后)

主诉			

<table>
<tr><td rowspan="4">症状</td><td>局部肿胀　有□　无□</td><td colspan="2">消退□　消失□　无改变□　增大□</td></tr>
<tr><td>皮肤灼热　有□　无□</td><td colspan="2">消退□　消失□　无改变□　加剧□</td></tr>
<tr><td>乳房疼痛　有□　无□</td><td colspan="2">减轻□　消失□　无改变□　加重□</td></tr>
<tr><td>恶寒　有□　无□</td><td>发热　有□　无□</td><td>其他不适：</td></tr>
</table>

<table>
<tr><td rowspan="14">体征</td><td colspan="5">皮肤红肿　有□　无□</td><td colspan="2">消退□　消失□　无改变□　加重□</td></tr>
<tr><td colspan="5">乳房肿块　有□　无□</td><td colspan="2">缩小□　消失□　无改变□　增大□</td></tr>
<tr><td colspan="5">乳房破溃　有□　无□</td><td colspan="2">溃口　缩小□　愈合□　增大□
增多□　无变化□</td></tr>
</table>

体征部分（表格结构）：

皮肤红肿　有□　无□　　消退□　消失□　无改变□　加重□

乳房肿块　有□　无□　　缩小□　消失□　无改变□　增大□

乳房破溃　有□　无□　　溃口　缩小□　愈合□　增大□　增多□　无变化□　　局部波动感　有□　无□

乳头溢液　有□　无□　　减少□　消失□　无改变□　增加□

溢液性状：水样□　乳汁样□　浆液样□　脓性□　脓血性□　血性□　夹有白色脂质样分泌物□　带臭味□

皮肤发红	象限：　范围　×　cm	象限：　范围　×　cm
	象限：　范围　×　cm	象限：　范围　×　cm

	象限	肿块大小	边界	质地	压痛	活动度	表面是否光滑
乳房肿块		×　cm	清□　不清□	硬□　中等□ 软□	有□　无□	好□　差□	是□　否□
		×　cm	清□　不清□	硬□　中等□ 软□	有□　无□	好□　差□	是□　否□
		×　cm	清□　不清□	硬□　中等□ 软□	有□　无□	好□　差□	是□　否□

乳房脓肿	象限：　范围　×　cm	象限：　范围　×　cm
	象限：　范围　×　cm	象限：　范围　×　cm
乳房破溃	象限：　溃口大小　×　cm	象限：　溃口大小　×　cm
	象限：　溃口大小　×　cm	象限：　溃口大小　×　cm

患侧腋窝淋巴结肿大　有□　无□	舌　苔　脉

其他：

血常规及CRP	WBC　×10⁹/L	中性粒细胞计数/百分比 ×10⁹/L(　%)	CRP　mg/L
ESR	mm/h	生化类	

中性粒细胞计数/百分比 $\times 10^9/L(\quad\%)$

WBC $\times 10^9/L$

续表

		象限	大小	边界	形状	内部回声
B超检查	低回声区□ 不均质异常 回声区□		×　　cm	清□　不清□	规则□　不规则□	均匀□　不均匀□
			×　　cm	清□　不清□	规则□　不规则□	均匀□　不均匀□
			×　　cm	清□　不清□	规则□　不规则□	均匀□　不均匀□
	局部可及扩张导管□		其他：			
	诊断					
处理	穿刺抽脓	有抽□	量：_____ mL　质：脓性□　脓血性□　质稀□　质稠厚□			
		未抽□	色：黄色□　黄绿色□　白色□　咖啡色□　其他			
	中药乳腺四号内服□　_____剂　加药：					

附录5 中医护理特色技术操作流程

一、手法通乳技术操作流程图

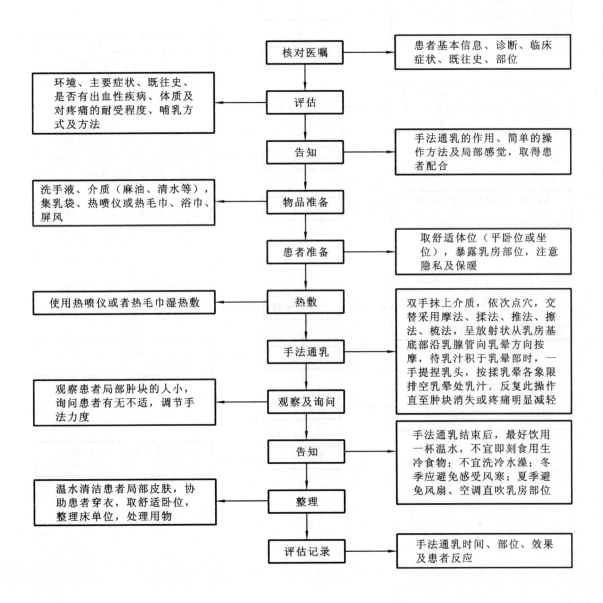

核对医嘱 → 患者基本信息、诊断、临床症状、既往史、部位

环境、主要症状、既往史、是否有出血性疾病、体质及对疼痛的耐受程度、哺乳方式及方法 ← 评估

告知 → 手法通乳的作用、简单的操作方法及局部感觉，取得患者配合

洗手液、介质（麻油、清水等），集乳袋、热喷仪或热毛巾、浴巾、屏风 ← 物品准备

患者准备 → 取舒适体位（平卧位或坐位），暴露乳房部位，注意隐私及保暖

使用热喷仪或者热毛巾湿热敷 ← 热敷

手法通乳 → 双手抹上介质，依次点穴，交替采用摩法、揉法、推法、擦法、梳法，呈放射状从乳房基底部沿乳腺管向乳晕方向按摩，待乳汁积于乳晕部时，一手提捏乳头，按揉乳晕各象限排空乳晕处乳汁，反复此操作直至肿块消失或疼痛明显减轻

观察患者局部肿块的大小，询问患者有无不适，调节手法力度 ← 观察及询问

告知 → 手法通乳结束后，最好饮用一杯温水，不宜即刻食用生冷食物；不宜洗冷水澡；冬季应避免感受风寒；夏季避免风扇、空调直吹乳房部位

温水清洁患者局部皮肤，协助患者穿衣，取舒适卧位，整理床单位，处理用物 ← 整理

评估记录 → 手法通乳时间、部位、效果及患者反应

二、贴敷疗法操作流程图

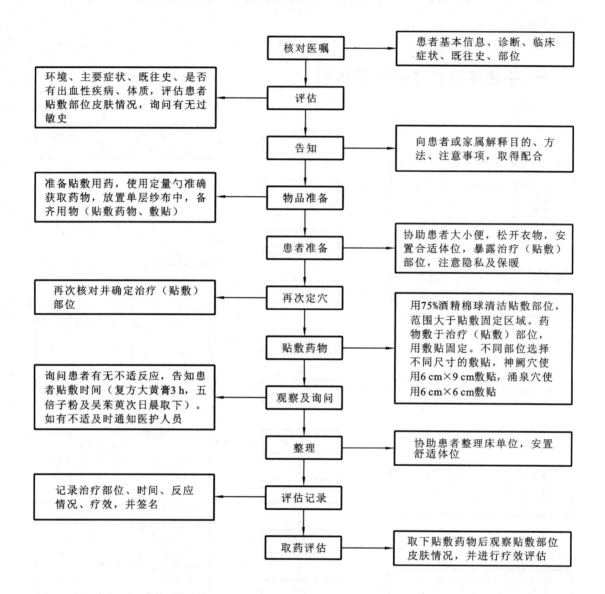

环境、主要症状、既往史、是否有出血性疾病、体质，评估患者贴敷部位皮肤情况，询问有无过敏史 ← 评估

核对医嘱 → 患者基本信息、诊断、临床症状、既往史、部位

告知 → 向患者或家属解释目的、方法、注意事项，取得配合

准备贴敷用药，使用定量勺准确获取药物，放置单层纱布中，备齐用物（贴敷药物、敷贴） ← 物品准备

患者准备 → 协助患者大小便，松开衣物，安置合适体位，暴露治疗（贴敷）部位，注意隐私及保暖

再次核对并确定治疗（贴敷）部位 ← 再次定穴

贴敷药物 → 用75%酒精棉球清洁贴敷部位，范围大于贴敷固定区域。药物敷于治疗（贴敷）部位，用敷贴固定。不同部位选择不同尺寸的敷贴，神阙穴使用6 cm×9 cm敷贴，涌泉穴使用6 cm×6 cm敷贴

询问患者有无不适反应，告知患者贴敷时间（复方大黄膏3 h，五倍子粉及吴茱萸次日晨取下）。如有不适及时通知医护人员 ← 观察及询问

整理 → 协助患者整理床单位，安置舒适体位

记录治疗部位、时间、反应情况、疗效，并签名 ← 评估记录

取药评估 → 取下贴敷药物后观察贴敷部位皮肤情况，并进行疗效评估

三、药物罐操作流程图

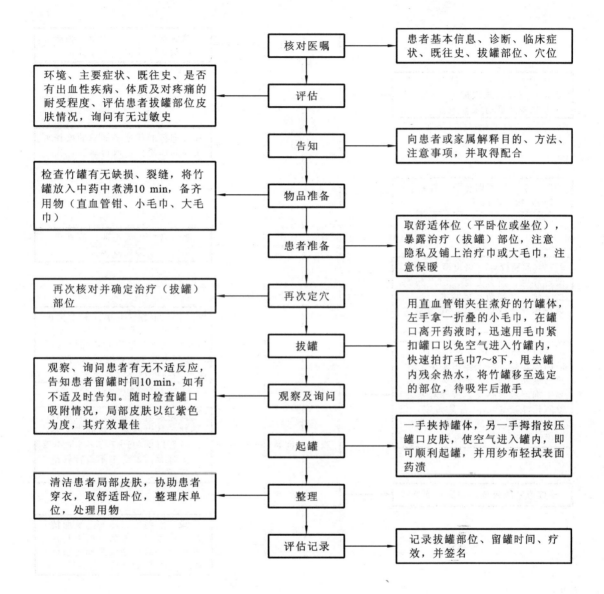

环境、主要症状、既往史、是否有出血性疾病、体质及对疼痛的耐受程度、评估患者拔罐部位皮肤情况，询问有无过敏史 ← **评估**

核对医嘱 → 患者基本信息、诊断、临床症状、既往史、拔罐部位、穴位

告知 → 向患者或家属解释目的、方法、注意事项，并取得配合

检查竹罐有无缺损、裂缝，将竹罐放入中药中煮沸10 min，备齐用物（直血管钳、小毛巾、大毛巾） ← **物品准备**

患者准备 → 取舒适体位（平卧位或坐位），暴露治疗（拔罐）部位，注意隐私及铺上治疗巾或大毛巾，注意保暖

再次核对并确定治疗（拔罐）部位 ← **再次定穴**

拔罐 → 用直血管钳夹住煮好的竹罐体，左手拿一折叠的小毛巾，在罐口离开药液时，迅速用毛巾紧扣罐口以免空气进入竹罐内，快速拍打毛巾7～8下，甩去罐内残余热水，将竹罐移至选定的部位，待吸牢后撤手

观察、询问患者有无不适反应，告知患者留罐时间10 min，如有不适及时告知。随时检查罐口吸附情况，局部皮肤以红紫色为度，其疗效最佳 ← **观察及询问**

起罐 → 一手挟持罐体，另一手拇指按压罐口皮肤，使空气进入罐内，即可顺利起罐，并用纱布轻拭表面药渍

清洁患者局部皮肤，协助患者穿衣，取舒适卧位，整理床单位，处理用物 ← **整理**

评估记录 → 记录拔罐部位、留罐时间、疗效，并签名

四、耳穴埋籽操作流程图

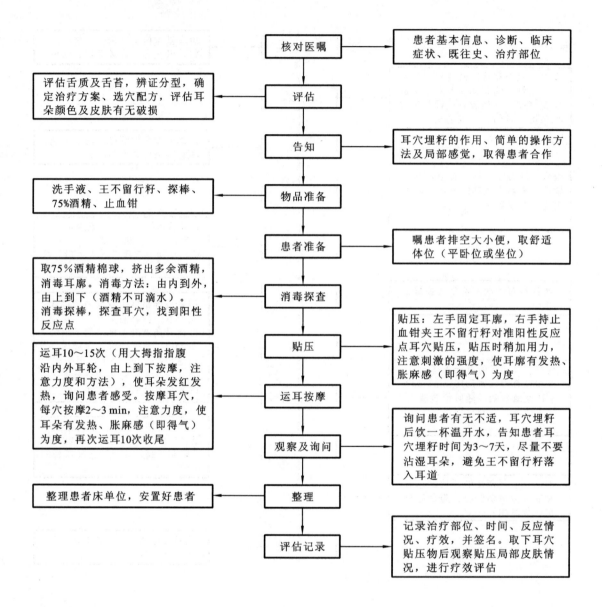

核对医嘱	患者基本信息、诊断、临床症状、既往史、治疗部位
评估舌质及舌苔，辨证分型，确定治疗方案、选穴配方，评估耳朵颜色及皮肤有无破损 → 评估	
告知	耳穴埋籽的作用、简单的操作方法及局部感觉，取得患者合作
洗手液、王不留行籽、探棒、75%酒精、止血钳 → 物品准备	
患者准备	嘱患者排空大小便，取舒适体位（平卧位或坐位）
取75%酒精棉球，挤出多余酒精，消毒耳廓。消毒方法：由内到外，由上到下（酒精不可滴水）。消毒探棒，探查耳穴，找到阳性反应点 → 消毒探查	
贴压	贴压：左手固定耳廓，右手持止血钳夹王不留行籽对准阳性反应点耳穴贴压，贴压时稍加用力，注意刺激的强度，使耳廓有发热、胀麻感（即得气）为度
运耳10~15次（用大拇指指腹沿内外耳轮，由上到下按摩，注意力度和方法），使耳朵发红发热，询问患者感受。按摩耳穴，每穴按摩2~3 min，注意力度，使耳朵有发热、胀麻感（即得气）为度，再次运耳10次收尾 → 运耳按摩	
观察及询问	询问患者有无不适，耳穴埋籽后饮一杯温开水，告知患者耳穴埋籽时间为3~7天，尽量不要沾湿耳朵，避免王不留行籽落入耳道
整理患者床单位，安置好患者 → 整理	
评估记录	记录治疗部位、时间、反应情况、疗效，并签名。取下耳穴贴压物后观察贴压局部皮肤情况，进行疗效评估

五、腹部按摩操作流程图

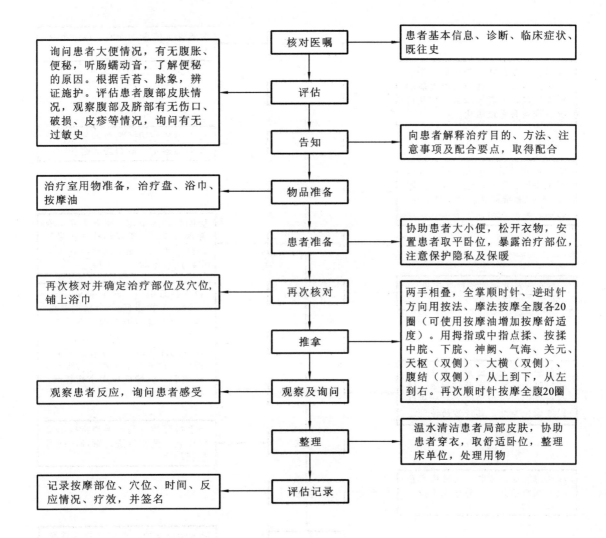

询问患者大便情况，有无腹胀、便秘，听肠蠕动音，了解便秘的原因。根据舌苔、脉象，辨证施护。评估患者腹部皮肤情况，观察腹部及脐部有无伤口、破损、皮疹等情况，询问有无过敏史 ← 评估 ← 核对医嘱 → 患者基本信息、诊断、临床症状、既往史

告知 → 向患者解释治疗目的、方法、注意事项及配合要点，取得配合

治疗室用物准备，治疗盘、浴巾、按摩油 ← 物品准备

患者准备 → 协助患者大小便，松开衣物，安置患者取平卧位，暴露治疗部位，注意保护隐私及保暖

再次核对并确定治疗部位及穴位，铺上浴巾 ← 再次核对

推拿 → 两手相叠，全掌顺时针、逆时针方向用按法、摩法按摩全腹各20圈（可使用按摩油增加按摩舒适度）。用拇指或中指点揉、按揉中脘、下脘、神阙、气海、关元、天枢（双侧）、大横（双侧）、腹结（双侧），从上到下，从左到右。再次顺时针按摩全腹20圈

观察患者反应，询问患者感受 ← 观察及询问

整理 → 温水清洁患者局部皮肤，协助患者穿衣，取舒适卧位，整理床单位，处理用物

记录按摩部位、穴位、时间、反应情况、疗效，并签名 ← 评估记录

六、拔火罐操作流程图

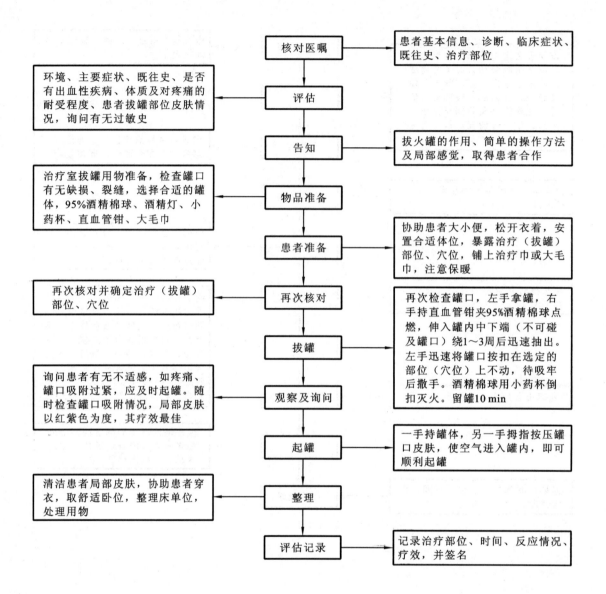

核对医嘱 → 患者基本信息、诊断、临床症状、既往史、治疗部位

环境、主要症状、既往史、是否有出血性疾病、体质及对疼痛的耐受程度、患者拔罐部位皮肤情况，询问有无过敏史 ← 评估

告知 → 拔火罐的作用、简单的操作方法及局部感觉，取得患者合作

治疗室拔罐用物准备，检查罐口有无缺损、裂缝，选择合适的罐体，95%酒精棉球、酒精灯、小药杯、直血管钳、大毛巾 ← 物品准备

患者准备 → 协助患者大小便，松开衣着，安置合适体位，暴露治疗（拔罐）部位、穴位，铺上治疗巾或大毛巾，注意保暖

再次核对并确定治疗（拔罐）部位、穴位 ← 再次核对

拔罐 → 再次检查罐口，左手拿罐，右手持直血管钳夹95%酒精棉球点燃，伸入罐内中下端（不可碰及罐口）绕1～3周后迅速抽出。左手迅速将罐口按扣在选定的部位（穴位）上不动，待吸牢后撒手。酒精棉球用小药杯倒扣灭火。留罐10 min

询问患者有无不适感，如疼痛、罐口吸附过紧，应及时起罐。随时检查罐口吸附情况，局部皮肤以红紫色为度，其疗效最佳 ← 观察及询问

起罐 → 一手持罐体，另一手拇指按压罐口皮肤，使空气进入罐内，即可顺利起罐

清洁患者局部皮肤，协助患者穿衣，取舒适卧位，整理床单位，处理用物 ← 整理

评估记录 → 记录治疗部位、时间、反应情况、疗效，并签名

主要参考文献

[1] 林毅,唐汉钧.现代中医乳房病学[M].北京:人民卫生出版社,2003.

[2] 杨光华.病理学[M].5版.北京:人民卫生出版社,2001.

[3] 张梦侬.临证会要[M].北京:人民卫生出版社,1981.

[4] 朱世增.顾伯华论外科[M].上海:上海中医药大学出版社,2009.

[5] 路志正.路志正医林集腋[M].北京:人民卫生出版社,2009.

[6] 楼丽华.乳病珍本集腋[M].杭州:浙江科学技术出版社,2007.

[7] 郝芬妮,楼丽华,周丹.应用温通法治疗乳痈48例[J].辽宁中医杂志,2009,36(7):
     1154-1155.

[8] 郭军萍.瓜蒌牛蒡汤加减治疗急性乳腺炎郁滞期38例观察[J].中国社区医师,
     2008,10(198):137.

[9] 文连茹.瓜蒌柴胡汤加减治疗急性乳腺炎39例[J].中国乡村医药杂志,2006,13
     (7):44-45.

[10] 杨新伟.疏肝通乳方治疗未成脓期急性乳腺炎120例[J].辽宁中医杂志,2009,36
      (1):65-66.

[11] 樊其秀,张会芹,丁沽.仙人掌外敷治疗急性乳腺炎疗效观察[J].中国医药导报,
      2008,5(36):77.

[12] 张长玲.推拿方法在急性乳腺炎中的应用[J].河南外科学杂志,2008,14(2):
      97-98.

[13] 崔瑞芳.按摩治疗急性乳腺炎47例疗效观察[J].按摩与导引,2007,23(9):42.

[14] 周菊蕴.针刺治疗急性乳腺炎疗效观察[J].山西中医,2010,26(5):34-35.

[15] 李兰荣,江瑜.腕踝针为主治疗急性乳腺炎初期60例临床观察[J].辽宁中医杂
      志,2007,34(3):353.

[16] 刘凤琳.外治与内服中药治疗急性乳腺炎23例[J].中国中医急症,2007,16
      (12):1540.

[17] 安礼,韩秀珍.解郁消痈汤配合冰硝散外敷治疗急性乳腺炎37例[J].山东中医杂
      志,2008,27(2):106.

[18] 陈桂铭.中西医结合治疗急性乳腺炎63例疗效观察[J].福建医药杂志,2010,32

(1):138-139.

[19] 胡秋末.徐志瑛温通法临床运用经验[J].中医药学刊,2006,24(12):2188-2189.

[20] 赵虹,楼丽华.阳和汤治疗急性炎症的实验研究[J].中国中医药科技,2010,17(4):306-307.

[21] 陈前军,关若丹,司徒红林,等.基于改良德尔菲法对乳腺癌"分期辨证"方案的调查分析[J].甘肃中医,2009,22(12):59-61.

[22] 平卫伟.Delphi法的研究进展及其在医学中的应用[J].疾病控制杂志,2003,7(3):243-246.

[23] 钟少文.中医治疗急性乳腺炎的体会[J].中国中医基础医学杂志,2005,11(7):530-531.

[24] 楼丽华.温阳散结法治疗浆细胞性乳腺炎[J].浙江中医学院学报,1996,20(5):24.

[25] 李亚玲.楼丽华教授治疗哺乳期乳房脓肿经验[J].河南中医,2007,27(10):18.

[26] 周丹,楼丽华,郝芬妮,等.哺乳期乳房脓肿脓培养加药敏43例结果分析[J].临床和实验医学杂志,2009,8(8):89-90.

[27] 母安雄,胡松华.奶牛乳房炎抗生素防治失败原因探讨[J].中国兽医杂志,2002,38(2):18-20.

[28] 楼丽华,张勤,赵虹,等.中药配合穿刺治疗急性脓肿期乳腺炎31例[J].中国中西医结合外科杂志,2009,15(04):411-412.

[29] 国家中医药管理局.中医病证诊断疗效标准[M].南京:南京大学出版社,1994.

[30] 郑筱萸.中药新药临床研究指导原则[M].北京:中国医药科技出版社,2002.

[31] 吴在德,吴肇汉.外科学[M].6版.北京:人民卫生出版社,2006.

[32] 贾忠兰,许丽风,杨莹.急性乳腺炎患者病原菌分布及耐药性分析[J].中国卫生检验杂志,2008,18(3):478-479.

[33] 王睿.临床抗感染药物治疗学[M].北京:人民卫生出版社,2006.

[34] 国家药典委员会.中华人民共和国药典临床用药须知化学药和生物制品卷[M].北京:人民卫生出版社,2005.

[35] 唐娅琴,边雪梅.急性乳腺炎伴脓肿的中西医结合治疗及护理[J].现代中西医结合杂志,2007,16(18):2618-2619.

[36] 楼丽华,娄海波,赵虹,等.乳腺增生病辨证分型与性激素的相关性研究[J].中医杂志,2005,46(11):848-850.

[37] 钟凯,王艳玲,邹思湘,等.实验性乳腺炎大鼠细胞免疫功能的变化及黄芪多糖对其影响[J].农业生物技术学报,2006,14(6):840-844.

[38] 乔新安,王月影,杨国宇,等.奶牛乳腺先天防御机理的研究进展[J].安徽农业科

学,2007,35(5):185-187.

[39] 方秀兰.泄肝清胃法为主治疗浆细胞性乳腺炎35例[J].实用中医药杂志,2001,17(12):35-36.

[40] 卞卫和,任晓梅.浆细胞性乳腺炎病机探讨[J].南京中医药大学学报(自然科学版),2001,17(4):212-213.

[41] 任晓梅,卞卫和.挂线疗法治疗乳晕部瘘管32例体会[J].现代中西医结合杂志,2005,14(11):1470-1471.

[42] 郦红英.切开加去腐生肌法治疗浆细胞性乳腺炎29例[J].江苏中医药,2004,25(11):42.

[43] 陆炯.清热活血法为主治疗浆细胞性乳腺炎16例[J].南京中医药大学学报(自然科学版),2000,16(3):188.

[44] 刘文峰,闫小刚.平消胶囊治疗浆细胞性乳腺炎79例临床观察[J].现代肿瘤医学,2003,11(2):152-153.

[45] 王磊.浆细胞性乳腺炎62例的外科治疗[J].中外健康文摘:医药月刊,2007,4(3):221-222.

[46] 杨勇,高宏,王崇萍.28例乳腺导管扩张症的临床诊治体会[J].黑龙江医学,2006,30(8):635-636.

[47] 杨志学,蒋国勤,王继军.浆细胞性乳腺炎26例诊治分析[J].医学临床研究,2006,23(11):1824-1825.

[48] 毛娟娟.楼丽华应用阳和汤治疗浆细胞性乳腺炎经验[J].浙江中西医结合杂志,2009,19(9):529-530.

[49] 吴祥德,董守义.乳腺疾病诊治[M].北京:人民卫生出版社,2000.

[50] 顾红梅,刘贤称,陈不尤.胸腺肽α1对恶性肿瘤化疗患者T细胞亚群的影响[J].南通大学学报(医学版),2010,30(6):478-480.

[51] 关弘,温文,黄忠华,等.胃癌患者外周血中T细胞亚群变化及临床意义[J].深圳中西医结合杂志,2009,19(3):138-141.

[52] 高云东,张雪峰,姜秋菊,等.乳腺癌患者T细胞亚群与Ag-NORs定量分析的临床意义[J].医药世界,2009,11(7):289-290.

[53] 陈复兴,刘军权,周忠海,等.癌症患者T细胞亚群的临床意义[J].细胞与分子免疫学杂志,2002,18(1):55.

[54] 朱建东,郑碎珠,张品南,等.结核病患者外周血CD4[+]记忆T细胞亚群的检测及意义[J].放射免疫学杂志,2011,24(5):567-570.

[55] 农美芬,蓝春勇,王小燕.肉芽肿性乳腺炎超声误诊8例分析[J].广西医学,2004,26(6):811-812.

[56] 吴雪卿,万华,何佩佩,等.浆乳方结合中医外治法治疗浆细胞性乳腺炎 55 例临床观察[J].中医杂志,2010,51(8):704-706.

[57] Taylor G B,Paviour S D,Musaad S,et al. A clinicopathological review of 34 cases of inflammatory breast disease showing an association between corynebacteria infection and granulomatous mastitis[J]. Pathology,2003,35(2):109-119.

[58] Kieffer P,Dukic R,Hueber M,et al. A young woman with granulomatous mastitis:a corynebacteria may be involved in the pathogenesis of these disease [J]. Rev Med Interne,2006,27(7):550-554.

[59] 刘胜,花永强,孙霓平,等.试论乳腺癌痰毒瘀结病机的理论基础与临床应用[J].中西医结合学报,2007,5(2):122-125.

[60] 张勇.乳腺癌的中医治疗[J].光明中医,2009,24(1):178-181.

[61] 武自力.金静愉治疗乳腺癌经验[J].四川中医,2007,25(8):5-6.

[62] 吴继萍,石朝玉,冯妮,等.乳腺癌中医证型学研究[J].光明中医,2010,25(10):1755-1757.

[63] 聂有智.乳腺癌的中医辨证施治[J].中国临床医生,2011,39(10):5-7.

[64] 张勇.张宗歧治疗乳腺癌经验初探[J].山西中医学院学报,2008,9(2):38-40.

[65] 罗艳,楼丽华,沃兴德,等.阳和汤对急性乳腺炎患者的疗效及 T 淋巴细胞亚群的影响[J].中华中医药学刊,2013,31(5):1069-1070.

[66] 罗艳,楼丽华,沃兴德,等.阳和汤对急性乳腺炎患者血浆 C 反应蛋白及血沉、血常规的影响[J].中国中医急症,2012,21(8):1211-1212.

[67] 楼丽华,罗艳,沃立科,等.阳和汤对急性乳腺炎患者血清 IL-1α、IL-6 的影响[J].辽宁中医杂志,2015,42(4):741-742.

[68] 罗艳,楼丽华,沃兴德.阳和汤加减治疗对乳痈患者血清 TNF-α 的影响[J].健康研究,2015,35(5):511-512,515.

[69] 张镇松,刘秀卿.212 例急性乳腺炎患者乳腺脓液细菌培养及药敏分析[J].河北医学,2009,15(7):821-823.

[70] 王志华.分期辨治哺乳期急性乳腺炎 58 例临床观察[J].河北中医,2008,30(1):27-28.

[71] 楼丽华,张勤,赵虹,等.中药配合穿刺治疗急性脓肿期乳腺炎 31 例[J].中国中西医结合外科杂志,2009,15(4):411-412.

[72] 周宾,谭苏萍,蒋振芳,等.鹿角霜治疗急性乳腺炎 56 例[J].南京中医药大学学报(自然科学版),2000,16(4):251.

[73] 林甦,任泽平.模糊德尔菲法及其应用[J].中国科技论坛,2009,25(5):102-103,122.

［74］ 许涛,钱琛.浆细胞性乳腺炎与结核菌 L 型感染误诊探讨[J].中国误诊学杂志,
2001,1(1):31-32.

［75］ 张建国,王夫景,杨维良.乳腺导管扩张症(附 96 例报告)[J].中国普通外科杂志,
2001,10(5):432-434.

［76］ 杨维良,张好刚,张浩民,等.乳腺导管扩张症 243 例临床分析[J].临床外科杂志,
2007,15(4):237-239.

［77］ 赵远,黄雁萍.浆细胞性乳腺炎致乳腺导管扩张症 40 例报告[J].江苏大学学报
(医学版),2004,14(3):272-273.

后 记 一

　　随着二孩时代的全面到来，来临床就诊的哺乳期急性乳腺炎患者日趋增多，用抗生素及手术切开排脓的方式疗效不佳且创伤较大，多年来我们用温通法加穿刺抽脓治疗却取得了良好的疗效。

　　近年来出乎乳腺科专家意料之外的是，临床上肉芽肿性小叶性乳腺炎发病率急速上升，且明显超过了乳腺导管扩张症（浆细胞性乳腺炎）。对于这两种非哺乳期乳腺炎，虽现有抗生素治疗、激素治疗、手术治疗、免疫治疗等，但各有其局限性。相比之下，中医药治疗有其显著的优势。中医药治疗可以避免抗生素的耐药、激素免疫治疗的疗效不确切、手术切除带来的身心痛苦等。而温通法配合穿刺排脓的方法更有其高明之处，解决了原先清通法及抗生素治疗带来的部分欲脓不脓、欲消不消、欲散不散、欲化不化的"僵块"问题，且达到了所有外科专家期待的"以最小的伤害风险实现最大的治愈机会"的治疗目标。

　　本书主审楼丽华教授是一位国内著名的乳腺病专家。本人在跟随楼师攻读硕士、博士并师承的16余年间，经历了大量的临床及科研工作，每每见到各类难治性乳腺炎药到病除，最终达到痊愈的时候，都会有一种强烈的想向大家推荐楼氏治痈方法的欲望，并希望广大乳痈患者及各级乳腺科医生受益。本书是团队很多人合力劳动的结晶，特别感谢浙江中医药大学生命科学学院院长沃兴德教授团队的科研指导，以及本书出版单位华中科技大学出版社各位编辑的工作。

后 记 二

　　乳房作为人体的重要器官,在千百万年的生物进化和人类演进中起到了举足轻重的作用。由于保护乳房的健康对于哺育健康、聪颖的后代十分关键,在古希腊,乳房被广泛表现在雕塑、绘画作品之上,受到重视甚至作为图腾膜拜。乳房具有不同于人体其他器官的独有特点,乳头、乳晕的皮肤比身体其他部分更薄更敏感,乳房的皮下胶原组织较少,充满了丰富的腺体组织,这些腺体组织是否通畅,直接影响到乳房的正常功能。

　　自古以来,历朝医家都对乳房的健康十分重视,将乳房疾病归纳总结,在中医疡科的范畴内创造了中医乳科,自成体系,将临床所见的乳房疾病分类诊疗,创造了多种乳房疾病的名称、诊断要点、治疗规范,并有多家流派传承至今。

　　乳痈作为乳房疾病中最重要的疾病之一,自明清之后历代外科大家均有论述。楼氏在治疗乳腺疾病数十年的基础上,从数量庞大的临床实际治疗病例中,充分体会和比较了清通治痈和温通治痈的临床实效,逐步提出并确立了以温通治痈为核心的思路,建立起以多种古今中外治疗手段全方位治疗乳痈的诊疗体系。楼氏改良古方,创制新法,经历了治疗思路由清通向温通,治疗手段从有创向无创,治疗方药从古方到新方,使乳腺疾病特别是乳痈的诊治得到全方位革命性发展。楼氏在哺乳期乳痈和非哺乳期乳痈的诊治上不断开前人未开之先,诊疗效果得到行内中西医同道和患者的广泛认可。正因为此,我们有必要将楼氏多年乳痈诊疗的规范及心得进行总结、梳理,为治疗乳腺疾病的医者提供一些借鉴,为广大乳痈患者谋取更优质有效的治疗服务。